**Amber Salman**
**Anas Sarwar Qureshi**

Efeitos de Ginko biloba no crescimento fetal e na génese renal em ratos

Amber Salman
Anas Sarwar Qureshi

# Efeitos do Ginko biloba no crescimento fetal e na génese renal em ratos

Um estudo histomorfométrico

ScienciaScripts

**Imprint**

Any brand names and product names mentioned in this book are subject to trademark, brand or patent protection and are trademarks or registered trademarks of their respective holders. The use of brand names, product names, common names, trade names, product descriptions etc. even without a particular marking in this work is in no way to be construed to mean that such names may be regarded as unrestricted in respect of trademark and brand protection legislation and could thus be used by anyone.

Cover image: www.ingimage.com

This book is a translation from the original published under ISBN 978-3-659-86173-4.

Publisher:
Sciencia Scripts
is a trademark of
Dodo Books Indian Ocean Ltd. and OmniScriptum S.R.L publishing group

120 High Road, East Finchley, London, N2 9ED, United Kingdom
Str. Armeneasca 28/1, office 1, Chisinau MD-2012, Republic of Moldova, Europe

**ISBN: 978-620-8-34594-5**

Copyright © Amber Salman, Anas Sarwar Qureshi
Copyright © 2024 Dodo Books Indian Ocean Ltd. and OmniScriptum S.R.L publishing group

# LISTA DO CONTEÚDO

DEDICAÇÃO ............................................................................................................ 2

RESUMO ................................................................................................................. 3

CAPÍTULO 1 ........................................................................................................... 4

CAPÍTULO 2 ........................................................................................................... 6

CAPÍTULO 3 ......................................................................................................... 15

CAPÍTULO 4 ......................................................................................................... 22

CAPÍTULO 5 ......................................................................................................... 59

CAPÍTULO 6 ......................................................................................................... 64

REFERÊNCIAS .................................................................................................... 66

# DEDICAÇÃO

Este humilde esforço - fruto dos meus estudos e pensamentos - é dedicado aos *meus dignos pais, (o meu paraíso) marido e filhos, irmãos e família* que sempre me inspiraram, encorajaram e apoiaram para conseguir tudo isto. Acredito firmemente que as suas orações estão comigo e estarão sempre.

# RESUMO

O objetivo do presente estudo foi avaliar a influência do *Ginkgo biloba*, um fitoterápico neutracêutico chinês, no peso ao nascer e na génese renal, através da observação das caraterísticas histomorfométricas dos rins neonatais. Um total de vinte e oito ratas albinas adultas grávidas foram divididas em quatro grupos A, B, C e D. Cada grupo tinha sete fêmeas grávidas. O *Ginkgo biloba* foi administrado por gavagem oral a uma taxa de 3,5, 7 e 14 mg/kg/dia numa dose única aos grupos A, B e C, respetivamente, enquanto o grupo D serviu de controlo e recebeu 1 ml de água em vez do medicamento. O medicamento é administrado de $8^{th}$ a $20^{th}$ dias de gestação, para além de comida e água *ad libitum*. Os recém-nascidos foram recolhidos imediatamente após o parto, no dia 1, pesados e procurados para detetar quaisquer malformações congénitas graves. Os parâmetros morfológicos, como o comprimento da coroa e da alcatra, o perímetro cefálico e o perímetro abdominal, foram medidos com uma fita métrica. Após a eutanásia, os recém-nascidos foram dissecados, os rins foram isolados, pesados e conservados em formaldeído neutro tamponado. Após a recolha de todas as amostras, os parâmetros morfológicos (forma, cor, comprimento e largura) e histométricos (espessura cortical e medular, diâmetros da cápsula de Bowman, glomérulos, túbulos contorcidos proximais e distais) dos rins neonatais foram observados com a ajuda do sistema de análise de imagens Image J® versão 1.47v. As caraterísticas histológicas dos rins foram observadas em microscópio ótico a X400 após coloração com hematoxilina e eosina. A comparação entre grupos dos parâmetros maternos, como o aumento de peso durante a gravidez, a ingestão diária de água e alimentos e quaisquer alterações locomotoras, não revelou qualquer alteração significativa. Não se registou qualquer morte materna ou sinal de toxicidade. A comparação dos neonatos por grupos revelou uma diminuição significativa do peso à nascença, do comprimento do tronco e do perímetro cefálico nos neonatos de mães tratadas com 7 e 14mg/kg/dia. Não foram observadas malformações congénitas graves. Entre os órgãos neonatais, registou-se um aumento do peso absoluto dos rins neonatais no grupo tratado com *Ginkgo biloba* e no grupo tratado com 7 e 14mg/kg/dia. Os valores dos parâmetros histométricos estudados, nomeadamente a espessura cortical e medular, não diferiram significativamente, mas o diâmetro dos glomérulos diminuiu com o aumento do espaço de Bowman, de forma dependente da dose. O quadro histológico mostrou edema intersticial com inflamação múltipla e focos hemorrágicos. O epitélio tubular apareceu espumoso com alterações atróficas, mais proeminentes nos túbulos contorcidos distais. Pode também ser observada fibrose ligeira a moderada com congestão vascular.

# CAPÍTULO 1

## INTRODUÇÃO

O aumento global da popularidade dos medicamentos à base de plantas e a certeza que têm no tratamento de várias doenças causaram um interesse excecional na determinação das suas actividades biológicas (Iris *et al*.,2011). Os medicamentos à base de plantas são geralmente comercializados como suplementos dietéticos (alimentares, nutricionais) ou "neutracêuticos". Entre 1990 e 1997, a utilização de medicina alternativa, como produtos à base de plantas, megavitaminas, homeopatia e cura energética, aumentou 38% na população geral dos Estados Unidos (Eisenberg *et al.*, 1998). É inválido afirmar que a medicina à base de plantas é desprovida de qualquer tipo de contra-indicações ou efeitos secundários. É provável que vários efeitos embriotóxicos ou fetotóxicos dos medicamentos à base de plantas continuem a não ser reconhecidos nos contextos tradicionais; apenas um pequeno número de plantas medicinais, utilizadas em todo o mundo, foi testado em ensaios controlados e aleatórios (Ernst *et al.*, 2002).

*O Ginkgo biloba* é uma das mais antigas árvores vivas ou "fósseis vivos" (Brenner *et al.*, 2005) da Terra. *O Ginkgo biloba, uma* espécie distinta da família *Ginkgoaceae* (Bilia., 2002.), tem sido utilizado na China e nos seus países de origem como suplemento nutricional ou "neutracêutico" (Brenner *et al.*, 2005) e para fins medicinais há mais de 5000 anos. *O Ginkgo Biloba* foi introduzido na Europa e na América apenas a partir de 1980 como parte do repertório de ervas. O extrato de folha de *Ginkgo biloba* é atualmente uma das ervas mais investigadas. As vendas anuais de produtos à base de Ginkgo ascendem a várias centenas de milhões de euros (Kakigi *et al.*, 2012).

Clinicamente, os extractos de *Ginkgo biloba* são utilizados no tratamento da demência vascular e avascular (Weinmann *et al*., 2010; Tan *et al.*, 2014), incluindo a doença de Alzheimer (Munusco *et al.*, 2012), doenças cerebrovasculares como o acidente vascular cerebral (Logani *et al.*, 2000; Zeng X *et al.*, 2005}, doenças vasculares periféricas como a claudicação intermitente (Nicolai *et al.* 2013), enxaqueca (Usai *et al.*, 2011; Esposito *et al.*, 2011: Allais *et al.*, 2013), disfunção erétil (Yeh *et al*.,2008; Wu YN et al., 2015), neuropatia diabética (Dugoua *et al.*, 2006), potenciador cognitivo (Carlson *et al.*, 2007; Birk *et al.*, 2009; Laws *et al.* 2012; Cooper., 2013), autismo (Weber *et al.*, 2007), esclerose múltipla (Johnson *et al.*, 2006), zumbido (Hilton *et al.*, 2013), vertigem do mal de altitude (Seupaul *et al.*, 2012), adjuvante da quimioterapia (Eli *etal,* 2006) e disfunções sexuais induzidas por antidepressivos (Cohen *et al.*, 1998 Ashton., 2000; Kang *et al.*, 2002), geralmente melhora a qualidade do sono (Li *et al.*, 2005; Sarris *et al.*, 2011), bem-estar substancial, aumenta a tolerância e melhora as mudanças de humor (Cieza *et al.*, 2003). É muito popular nas mulheres para melhorar os sintomas associados à menopausa (Clement *et al.*, 2011) ou à síndrome pré-menstrual (Ozgoli *et al.*, 2009). Tem uma forte propriedade anti-envelhecimento (Dong *et al.*, 2004;

Chuarienthong et al., 2010; Huang et al., 2012). É considerado o melhor estimulante cerebral do país durante o ano de 2005 nos EUA. A sua utilização crescente nos jovens deve-se à melhoria do desempenho nos exames (Jason et al., 2013: Mazana et al.,2013), reduzindo a ansiedade, o stress e os sintomas relacionados (Bruce et al., 2000; Shah et al.,2003). Aumenta a concentração da atenção, melhora o tempo e a velocidade de processamento para aumentar os problemas de memória relacionados com o trabalho (Kennedy et al., 2002). Também é benéfico na síndrome de défice de atenção e hiperatividade (Weber et al., 2007).

O Ginkgo biloba reduz a agregação plaquetária ligando-se competitivamente ao fator de ativação plaquetária e inibindo a formação de tromboxano A2 plaquetário (Gardner et al., 2007). Aumenta o fluxo sanguíneo e reduz a viscosidade do sangue. Os flavonóides do Ginkgo têm propriedades antioxidantes e de eliminação de radicais livres (Lin et al., 2014; Yallapragada et al., 2015).

Foram isolados e identificados mais de 40 componentes. Acredita-se que 24% de flavonóides e 6% de terpenóides sejam responsáveis pelos efeitos benéficos do Ginkgo biloba (Smith et al., 2004; Wollschlaeger et al., 2003). Há provas de que o Ginkgolide B, um componente ativo dos extractos de Ginkgo biloba, tem efeitos citotóxicos nas células estaminais embrionárias e nos blastocistos. Pode estimular ou inibir a sinalização apoptótica que reduz o número de células, atrasa o desenvolvimento do blastocisto pós-implantação, aumenta a morte do blastocisto e a perda fetal (Chan et al., 2006). A sua toxicidade reprodutiva foi observada num estudo em ratos Wister que foram tratados com 7 e 14mg/kg/dia de ginkgo biloba. Registou-se uma diminuição significativa do peso médio dos fetos. Os resultados indicaram que o ginkgo biloba não era tóxico para as mães, embora causasse um atraso no crescimento intrauterino do feto (Pinto et al., 2007). Os flavonóides podem atravessar a placenta e entrar no feto, onde se verificou que a sua concentração nos tecidos era superior à da mãe (Schroder-van et al.,1998). A sua excreção é feita através dos rins, podendo afetar a génese renal. Não existe literatura específica sobre este assunto. Assim, o objetivo deste estudo é determinar os efeitos do Ginkgo biloba no crescimento fetal em termos de peso a nascença e de alterações histomorfométricas no rim neonatal após a sua ingestão materna durante o período de gestação, do 8° ao 21° dia.

**Finalidades e objectivos:**

Os principais objectivos deste estudo foram:

- Determinar os efeitos do Ginkgo biloba no crescimento em termos de peso à nascença em ratos albinos.

- Estudar os seus efeitos nos parâmetros histomorfométricos dos rins neonatais após a utilização materna de Ginkgo biloba durante o período de gestação, do 8° dia$^{th}$ ao 21° dia$^{st}$

# CAPÍTULO 2
## REVISÃO DA LITERATURA

A árvore Ginkgo *biloba*, Maidenhair, é uma gimnosperma que é o único representante vivo da família *Ginkgoaceae* (Bilia., 2002). A árvore de Ginkgo tem uma forma piramidal com um tronco colunar e pouco ramificado. As suas folhas são únicas, em forma de leque e são dicotómicas. As flores ocorrem em cachos. Estas são apreciadas no outono pela sua cor amarela açafrão (Taylor *et al.*, 1993). Os frutos são semelhantes a uma drupa, de cor castanha clara e atractiva, com uma polpa malcheirosa que encerra uma semente oval e pontiaguda (Plotnik.,2000). As sementes de ginkgo, que se acredita serem uma iguaria oriental, são apreciadas em festas chinesas e japonesas, casamentos e no Ano Novo, como o deleite de Buda. Trata-se de uma árvore dióica, com uma árvore macho e uma árvore fêmea separadas (Barret.,2002). As suas folhas estão entre os produtos botânicos mais estudados atualmente. Ao contrário da maioria das ervas medicinais, o ginkgo não é normalmente utilizado no seu estado bruto, mas num extrato padronizado *de Ginkgo biloba* (GBE). Em França e na Alemanha, continua a ser o medicamento mais receitado.

## COMPOSIÇÃO BIOQUÍMICA E PROPRIEDADES DO *GINKGO BILOBA*:

Foram isolados e identificados mais de 40 componentes da árvore *Ginkgo biloba*, incluindo a ginkgetina, a sciadopitysina e a bilogetina. A preparação *de Ginkgo biloba* mais comummente utilizada é preparada concentrando 50 partes de folhas brutas para fazer uma parte de extrato (Katzung.,2004). O extrato padronizado de folhas secas contém 24% de flavonóides e 6% de terpenóides (ginkgolídeos e bilobalídeos) e acredita-se que estes são responsáveis pelos efeitos benéficos *do Ginkgo biloba* para a saúde. Os terpenos melhoram a circulação, enquanto os flavonóides são neuroprotectores (Smith *et al.*, 2004; Wollschlaeger *et al.*, 2003: Organização Mundial de Saúde (OMS) 1999). A toxicidade pode ser atribuída aos seus constituintes, que incluem ácidos ginkgólicos, bilobalídeos, biflavonas, cardóis, cardanóis e quercetina (Al-Yahya *et al.*, 2006). A sua semente e o revestimento externo apresentam actividades tóxicas devido à ginkgotoxina e aos ácidos ginkgólicos.

Nos seres humanos, não é atualmente recomendada a utilização de ginkgo em crianças com menos de 12 anos. Em adultos, recomenda-se a utilização de EGb normalizado em caso de perturbações da memória e da função cardiovascular, na dose de 120 mg por dia, em doses divididas. Em caso de demência mais grave ou doença de Alzheimer, pode ser necessário tomar até 240 mg por dia, em 2 ou 3 doses divididas4. Os valores $LD_{50}$ para o extrato de ginkgo em ratos são 7,7 gm/kg de peso corporal após administração oral e 1,1 gm/kg de peso corporal após administração intraperitoneal, enquanto que em ratos os valores são 2,1 gm/kg de peso corporal após administração intraperitoneal e 1,1 gm/kg de peso corporal após administração intravenosa.

Após a administração oral, 60 por cento é absorvido através do intestino delgado. Um total de 38% é expirado, enquanto 21% é excretado pelos rins (Moreau *et al.*, 1988). Foram comunicados alguns efeitos secundários do EGb, como hemorragia intracerebral, perturbações gastrointestinais, dores de cabeça, tonturas e reacções alérgicas cutâneas (Lipoittvin *et al.*, 1989; Schotz *et al.*, 2004; Mahadevan *et al.*, 2008).

## EFEITOS DO *GINKGO BILOBA* NO SISTEMA REPRODUTOR FEMININO:

Ondrizek *et al.*, 1999, analisaram os efeitos de ervas como medicina alternativa na penetração de oócitos sem zona e na integridade do esperma. Antes da interação oócito-espermatozoide, os oócitos de hamster sem zona foram divididos em três grupos e cada um foi mantido durante 1 hora numa das três preparações diferentes *(Ginkgo biloba*, Echinacea purpura e saw palmetto). A erva de São João foi utilizada como meio de controlo. O ADN dos espermatozóides tratados com a erva foi estudado por eletroforese em gel desnaturante. Os ovócitos pré-tratados com erva de São João não foram penetrados por nenhum espermatozoide. Houve uma redução significativa na penetração de espermatozóides em oócitos pré-tratados com doses mais elevadas de *Ginkgo biloba* e Echinacea. A exposição à Echinacea purpura e à erva de São João resultou na desnaturação do ADN dos espermatozóides, enquanto que a Saw Palmetto e o Ginkgo não tiveram qualquer efeito prejudicial no ADN. A erva de S. João provoca a mutação do gene BRCA1 nos espermatozóides. Este ensaio sugere que a erva de S. João, *o Ginkgo biloba* e a Echinacea purpura afectam negativamente as células reprodutoras em concentrações mais elevadas.

Paulus *et al.*,2002 efectuaram um estudo de coorte prospetivo para avaliar os benefícios do *Ginkgo biloba* na reprodução assistida. Os extractos de *Ginkgo biloba* têm efeitos vasoreguladores e podem melhorar a perfusão dos órgãos reprodutores com um fornecimento de sangue reduzido. Neste estudo, foram incluídas 45 pacientes de um centro de fertilidade, que foram selecionadas por terem um fluxo sanguíneo reduzido na artéria uterina. A espessura endometrial e o índice de pulsatilidade das artérias uterinas e ováricas foram medidos a meio do ciclo. Todas as pacientes tinham um historial de dois a oito ciclos de FIV sem sucesso durante o seu tratamento de reprodução assistida. Após consentimento informado, as pacientes receberam extrato seco *de folhas de Ginkgo* (dois comprimidos três vezes por dia). A ecografia doppler foi repetida após dois ciclos, no mesmo dia do ciclo espontâneo. Para a avaliação estatística, cada paciente serviu como seu próprio controlo. Após o tratamento com Ginkgo, observou-se um aumento significativo da espessura do endométrio (mediana: 8,3 mm vs 9,5 mm; p = 0,002), enquanto o índice de pulsatilidade das artérias uterinas e ováricas diminuiu ligeiramente (mediana: 2,68 vs 2,50; p = 0,08 e mediana: 0,78 vs 0,79; p = 0,41. Os extractos secos de *Ginkgo biloba* foram bem tolerados e 25 pacientes continuaram a sua utilização no ciclo estimulado seguinte. A gravidez foi confirmada em três das pacientes por ecografia às 6 semanas, mostrando o saco fetal.

Este facto indicou os efeitos benéficos da utilização de *Ginkgo biloba* no tratamento da reprodução assistida.

ElMazoudy *et al.*, 2012 mostraram alterações histológicas produzidas pelo extrato de *Ginkgo biloba* nos ovários e na vagina. Este estudo também avaliou a propriedade abortificante e antimplantação do *Ginkgo biloba*. Tem sido utilizado em mulheres em idade reprodutiva para uma variedade de condições devido aos seus efeitos vasoreguladores. *O Ginkgo biloba* @ 0, 3,7, 7,4 e 14,8 mg/kg/dia foi administrado por gavagem oral. Os animais foram divididos em três grupos diferentes e este medicamento foi administrado durante toda a gravidez ao grupo 1, durante o $1^{st}$ trimestre ao grupo 2 e durante o $3^{rd}$ trimestre ao grupo 3. No dia $20^{th}$ da gravidez, as fêmeas foram mortas e os seus órgãos foram recolhidos e pesados. A redução acentuada do número de folículos ovarianos sugeriu toxicidade ovariana de forma dependente da dose, especialmente nos animais tratados com 14,8mg/kg/dia. Registou-se uma diminuição da viabilidade fetal juntamente com uma diminuição da reabsorção e do índice de implantação. O peso médio das placentas e dos fetos também foi reduzido nos animais tratados com 14,8mg/kg/dia. A perturbação do ciclo estral causada pelo *Ginkgo biloba* induziu toxicidade materna e fetal. Por conseguinte, estes dados propõem que *o Ginkgo biloba* 14,8 mg/kg/dia possui um potente efeito abortivo e anti-implantação.

**EFEITOS DO *GINKGO BILOBA* NO FETO:**

Chan *et al.*,2005 relataram o efeito citotóxico exercido pelos componentes ginkgolides dos extractos de *Ginkgo biloba*. Pode levar à perda embrionária precoce, afectando os blastocistos do rato. Pode interromper o desenvolvimento embrionário pós-implantação precoce. O ensaio de marcação de extremidade de nicho dUTP mediado por desoxinucleotidil transferase terminal revelou que os blastocistos tratados com 5 ou 10 µM ginkgolide A ou ginkgolide B mostraram aumento da apoptose em relação aos controles não tratados. Redução significativa no número de células no blastocisto e trofectoderma / massa celular interna foi encontrada no grupo tratado com ginkgolides. O pré-tratamento de blastocistos com ginkgolides mostrou níveis normais de implantação em placas de cultura, mas um número significativamente menor de embriões desenvolveu-se até às fases posteriores, nos grupos tratados versus grupos de controlo, levando à morte em fases relativamente precoces. Este estudo indicou que o tratamento de blastocistos de ratinho com ginkgolides induziu apoptose, redução do número de células, abrandou o desenvolvimento do blastocisto implantado e aumentou a perda de blastocistos na fase inicial. Estes resultados forneceram uma perspetiva importante sobre o efeito das ginkgolidas, componente principal dos extractos *de Ginkgo biloba*, nos blastocistos de ratinho.

Dogoua *et al.*, 2005, fizeram uma revisão sistemática da literatura que cita a utilização, a eficácia, a segurança e as acções farmacológicas do ginkgo durante a gravidez e a lactação. As fracas evidências alertaram para a sua utilização durante o parto, uma vez que pode prolongar o tempo de hemorragia devido à sua atividade antiplaquetária. Com base neste facto, é prudente suspender a utilização de *Ginkgo biloba* semanas antes do parto. Alguns estudos analisaram as actividades hormonais das suas folhas. Os médicos e os doentes devem estar atentos à adulteração de produtos de Ginkgo com colchicina. Os dados foram pesquisados desde a inspeção até junho de 2005. A natureza e o grau dos resultados foram recolhidos e compilados. As sementes de Ginkgo torradas são consideradas seguras, enquanto as sementes não torradas continuam a ser motivo de preocupação na gravidez e na lactação. Os extractos brutos das folhas podem conter ácidos ginkgólicos, suspeitos de terem propriedades citotóxicas, mutagénicas, alergénicas e cancerígenas. A ginkgotoxina, presente nas sementes de ginkgo, pode causar convulsões, coma e morte. Os seus flavonóides possuem um potencial antioxidante que elimina os radicais livres e inibe a morte celular induzida pelas placas beta-amilóides na doença de Alzheimer. Os médicos e os pacientes devem ter cuidado com as interações que ocorrem com vários medicamentos, especialmente anticoagulantes e antiplaquetas. Esta questão assume maior importância quando os fetos em desenvolvimento são expostos a este medicamento e os seus metabolitos tóxicos afectam o feto em desenvolvimento.

Al-Yahya et al., 2006 determinaram os efeitos do *Ginkgo biloba*, um medicamento folclórico, na toxicidade reprodutiva, bioquímica e citológica em ratos albinos machos. Os ratos receberam três doses diferentes, ou seja, 25, 50 e 100mg/kg/dia de *Ginkgo biloba* por gavagem oral durante noventa dias. Os parâmetros avaliados incluem o peso dos órgãos reprodutores, a morfologia e a motilidade dos espermatozóides, a citologia dos cromossomas testiculares, a bioquímica das proteínas, o malondialdeído (MDA), o ácido nucléico e o sulfidrilo não proteico (NP-SH). Registaram-se alterações significativas no peso do epidídimo e da próstata. Este tratamento também resultou em aberrações cromossómicas que levaram à diminuição da taxa de conceção e à perda de pré-implantação. No entanto, a motilidade, a morfologia e o número de espermatozóides não foram afectados. Os parâmetros bioquímicos mostraram ácidos nucleicos mutantes, redução de NP-SH e um aumento de MDA, elucidando que as espécies de radicais livres induziram alterações nos cromossomas testiculares. Acredita-se que *o* mecanismo proposto seja a ativação do GABA, do glutamato e da glicina pelo *Ginkgo biloba*. Os seus constituintes podem gerar radicais livres que despolarizam a membrana através do influxo de cálcio. A toxicidade pode ser atribuída aos seus constituintes tóxicos, que incluem ácidos ginkgólicos, bilobalídeos, biflavonas, cardóis, cardanóis e quercetina. Estes resultados alertam para a utilização descuidada do *Ginkgo biloba* como remédio herbal para a impotência ou a disfunção erétil.

Pinto et al., 2007 trabalharam com o *Ginkgo biloba*, uma erva utilizada para tratar a doença de Alzheimer, doenças microvasculares, incluindo insuficiência cerebrovascular e doenças vasculares periféricas. Provou ter toxicidade reprodutiva no rato. No presente estudo, após confirmação da gravidez, as ratas Wistar foram tratadas com 0, 3,5, 7 e 14mg/kg/dia de *Ginkgo biloba* por via oral. O fármaco foi administrado do 8º ao 20º dia de gestação juntamente com comida e água. O peso corporal materno foi medido antes e no final do período de gestação. A ingestão de alimentos e água também foi observada. As ratas grávidas foram abatidas no dia 21st de gravidez. Os órgãos maternos, como o fígado, os rins, os ovários e a placenta, foram recolhidos e pesados. Foram calculados os índices de reabsorção e de pós-implantação. Foi observado o número de fetos vivos e mortos, bem como o seu peso médio. Os fetos dos três grupos não apresentavam quaisquer deformações externas. Foram também pesados o fígado, os rins, o coração, os pulmões e o cérebro dos fetos. Não foram observadas alterações significativas nas mães, mas os grupos que receberam 7 e 14mg/kg/dia de *Ginkgo biloba* apresentaram uma diminuição acentuada do peso médio dos seus fetos. Os resultados sugerem que *o Ginkgo biloba* pode causar um atraso no crescimento intrauterino dos fetos sem prejudicar as mães.

Faria *et al.*, 2008, analisaram o desenvolvimento pós-natal de filhotes amamentados por mães que usaram *Ginkgo biloba*. O uso do extrato de Gingko biloba é prejudicial durante a gravidez e a lactação. Ainda são necessárias investigações para confirmar os seus efeitos nas diferentes fases da reprodução. Estudos anteriores mostraram que os extractos *de Ginkgo biloba* têm propriedades estrogénicas e antiestrogénicas, reduzindo assim a secreção de leite nas mães. Este facto pode resultar em subnutrição e num desenvolvimento deficiente das crias. As ratas lactantes foram tratadas com 3,5 mg/kg/dia de extrato de Gingko (a dose humana mais elevada). A mãe foi avaliada quanto a sinais clínicos de toxicidade. A taxa de crescimento e de sobrevivência, o desenvolvimento físico, motor e sensorial dos cachorros foram analisados durante o tratamento e a lactação. Não foram observados sinais de toxicidade materna. Não foram observadas diferenças entre as crias de controlo e as tratadas. Pode assumir-se que o tratamento com extrato de *Ginkgo biloba* durante a lactação parece não ser tóxico para as mães. Não foram observados sinais de mau desenvolvimento físico, motor e sensorial das crias, o que confirma a sua segurança também para a puberdade.

Fernandes *et al.*, 2010 trabalharam os efeitos do extrato *de Ginkgo biloba* (GBE) no desenvolvimento embrio-fetal em ratos Wister. Este fitoterápico é especialmente utilizado para o tratamento de doenças neurodegenerativas, distúrbios vestibulares, insuficiência vascular cerebral e periférica. Pensa-se que os seus componentes também têm efeitos estrogénicos. Neste estudo, as ratas Wistar grávidas foram divididas em quatro grupos. A cada grupo foi administrada uma dosagem diferente (3,5, 7,0 e 14,0 mg/Kg/dia), durante o trânsito tubário e o período de implantação. As ratas foram abatidas no 15º dia de gestação. Os parâmetros avaliados incluem sinais de toxicidade materna; ganho de peso materno; consumo de alimentos e água; peso materno do fígado, ovários, placenta e rins, número de corpos lúteos; perda pré e pós-implantação por grupo; média de fetos vivos e mortos por grupo; peso à nascença dos fetos e deformidades externas fetais. Não foram encontradas alterações significativas nos parâmetros maternos e embriofetais. É evidente, com base no presente estudo, que o tratamento de ratas Wister grávidas durante o trânsito tubário e o período de implantação não causou qualquer dano à mãe ou aos fetos.

Zehra et al., 2010 estudaram os efeitos teratogénicos do *Ginkgo biloba* nos fetos de ratinhos. Os animais foram divididos em três grupos A, B e C, cada um com 6 fêmeas grávidas. Aos grupos A e B foi administrado Ginkgo *biloba* a 78 e 100 mg/kg/dia durante toda a gravidez, enquanto o grupo C serviu de controlo. Os fetos do grupo B mostraram uma redução acentuada do seu peso médio e do comprimento da coroa do tronco em comparação com o grupo C. Os fetos dos grupos A e C não mostraram qualquer anomalia congénita grave, enquanto os do grupo B têm uma maior tendência para malformações como sindactilia, olhos arredondados, mandíbula distorcida, pavilhão auricular, lábios e narinas. Os fígados fetais foram examinados e os efeitos histológicos foram observados após coloração. Verificaram-se sinais de congestão e alterações gordurosas juntamente com a dilatação dos sinusóides de uma forma dependente da dose, concluindo que *o Ginkgo biloba* afecta o fígado fetal.

Koch *et al.*, 2013, avaliaram diferentes preparações de extractos de folhas de *Ginkgo biloba* relativamente aos seus componentes nocivos. Trata-se de um dos fitofármacos mais populares e utilizados a nível mundial. A maioria dos ensaios clínicos e estudos pré-clínicos utilizou um extrato específico *de Ginkgo biloba*. Estas preparações normalizadas continham ingredientes activos refinados e uma quantidade muito reduzida de substâncias potencialmente nocivas. Um grande número de nutracêuticos contendo *Ginkgo biloba* disponíveis comercialmente contém extractos de fraca qualidade. O EGb 761(®) foi analisado extensivamente quanto aos seus efeitos tóxicos. Os extractos de *Ginkgo biloba* de má qualidade mostraram uma influência drasticamente negativa na reprodução de ratos, recentemente relatada em várias publicações. Este estudo investigou os efeitos do EGb 761(®) @100, 350 e 1225mg/kg/dia no desenvolvimento de fetos e embriões em ratos durante a organogénese. Os fetos foram inspeccionados externa e internamente e procurou-se qualquer deformação do esqueleto e dos tecidos moles. Não se registaram casos específicos de embriotoxicidade, malformações ou atrasos. O estado geral das mães também não foi afetado. Assim, *o Ginkgo biloba* não teve qualquer efeito negativo nas mães nem no desenvolvimento embriofetal na dose de 1225mg/kg/dia.

Petty *et al* 2001 estudaram a presença de colchicina no sangue placentário de mães que usavam *Ginkgo biloba*. O sangue placentário humano tem muitas substâncias anti-inflamatórias. Neste estudo, foi descoberto um fator único que afecta os neutrófilos e as suas ligações. Através de várias técnicas químicas, provou-se que este fator é um alcaloide, a colchicina. Foram analisadas amostras de pacientes grávidas que utilizavam diferentes produtos à base de plantas, incluindo *Ginkgo biloba*, e verificou-se que os níveis de colchicina (49-763 microg/L) estavam significativamente aumentados no sangue placentário. Já foi provado que a colchicina está presente nas preparações de *Ginkgo biloba*. Dado o seu potencial nocivo, a utilização desnecessária destes suplementos deve ser evitada por mulheres em idade reprodutiva.

## EFEITOS DO *GINKGO BILOBA* NAS HORMONAS REPRODUTIVAS

Oh *et al.*, 2004 analisaram os efeitos estrogénicos dos extractos *de Ginkgo biloba* (GBE). Os extractos contêm 24% de fitoestrogénios, sob a forma de kaempferol, isorhamnetina e quercetina. Os fitoestrogénios fazem parte dos moduladores selectivos dos receptores de estrogénio (SERM) e podem ser considerados como uma alternativa à terapia de substituição hormonal para aliviar os sintomas da pós-menopausa. Este estudo investigou os efeitos estrogénicos dos principais componentes do *Ginkgo biloba*, incluindo a quercetina, a isohamentina e o kaempferol, que determinam a sua utilização como substituto da HRT. Observou-se, através do ensaio de ligação compitivie, que o *Ginkgo biloba* e os seus principais componentes possuem uma ação bifásica sobre o ER-a e o ER-p. Estes têm maior afinidade para se ligarem ao ER-P em comparação com o ER-a. De acordo com o ensaio E-screen, estes produtos químicos estimularam a divisão celular em células ER-positivas mas não em células ER-negativas. A divisão celular estimulada por estes produtos químicos foi inibida pelo tamoxifeno. Além disso, o GBE e os seus principais componentes induziram a transcrição do recetor de progesterona. Por conseguinte, indica que o GBE e os seus principais componentes têm um fraco potencial estrogénico através da sua interação com o ER e podem ser utilizados como substitutos da terapia de substituição da hormona. No entanto, são necessárias mais avaliações para verificar a importância fisiológica dos extractos *de Ginkgo biloba* em animais e humanos.

Oh *et al.*, 2006 estudaram os efeitos antiestrogénicos do *Ginkgo biloba*. Os sintomas vasomotores pós-menopáusicos encontrados pelas mulheres pós-menopáusicas. A maioria dos sintomas vasomotores pós-menopáusicos pode ser aliviada pela utilização de estrogénio exógeno. Devido aos muitos efeitos secundários indesejáveis da substituição hormonal, como hemorragias irregulares e aumento do risco de cancro da mama, as mulheres têm receio de os utilizar. Anteriormente, os efeitos estrogénicos do *Ginkgo biloba* já tinham sido comprovados, o que defende a sua utilização como alternativa à TRH. Mas nada foi feito para verificar se pode prevenir o cancro da mama, um efeito secundário clássico da TRH. Este estudo confirmou que o *Ginkgo biloba* possui propriedades estrogénicas e antiestrogénicas, que dependem do E2 e do extrato de *Ginkgo biloba*. Actua através de vias dependentes e independentes do recetor estrogénico. Aumenta o metabolismo do estrogénio e diminui a síntese, reduzindo assim os níveis de E2 e a sua atividade. Os extractos *de Ginkgo biloba* podem ter um efeito semelhante nos moduladores selectivos dos receptores de aril-hidrocarbonetos

(SAhRM) que induzem uma atividade antiestrogénica através da ligação aos receptores de estrogénio. Isto sugere que o EGB tem um efeito duplo sobre o estrogénio e pode ser utilizado como alternativa à TRH. Além disso, pode ser considerado como um medicamento contra o cancro da mama devido à sua natureza quimiopreventiva.

### EFEITOS DO *GINKGO BILOBA* NO SISTEMA REPRODUTOR MASCULINO:

Yeh *et al.*, 2012 estudaram que *o Ginkgo biloba* melhora a ereção sem contacto em ratos e o papel da óxido nítrico sintase neuronal na medula espinal sacral e no núcleo paraventricular. Diz-se que o óxido nítrico é o mensageiro que medeia a ereção no sistema nervoso central, incluindo a região paraventricular do cérebro e envia sinais para a parte sacral da medula espinal. Trataram ratos machos long Evans com 50 mg/kg de extrato de *Ginkgo biloba* durante duas semanas. A ereção sem contacto foi avaliada durante catorze horas. Os animais foram abatidos e a atividade da óxido nítrico sintase neuronal na região paraventricular e na região sacral da medula espinal foi medida por imunohistoquímica. O grupo tratado mostrou um aumento do número de erecções sem contacto e um aumento da imunoractividade da óxido nítrico sintase neuronal na região paraventricular. O Western blotting revelou que houve um aumento da expressão dos receptores neuronais de óxido nítrico na porção sacral da medula espinal.

Yi-No Wu *et al.*, 2015 investigaram o papel do extrato de *Ginkgo biloba* na melhoria da disfunção erétil em ratos após lesão do nervo cavernoso. O nervo cavernoso de quarenta e três ratos foi esmagado bilateralmente. Estes ratos foram divididos em quatro grupos e foram tratados com doses baixas, médias e altas de extrato *de Ginkgo biloba*, enquanto um serviu de controlo. Foi efectuada uma operação simulada em oito deles. Estes animais foram avaliados quanto à sua função erétil através da electroestimulação do nervo cavernoso. Foi observada uma melhoria significativa da função erétil de forma dependente da dose. Isto provou que *o Ginkgo biloba* melhora a longevidade dos neurónios e conserva a síntese de óxido nítrico no corpo cavernoso após lesão bilateral do nervo. Assim, os efeitos benéficos do extrato de *Ginkgo biloba* estão implicados na melhoria do nervo cavernoso e na restauração da função erétil após prostatectomia.

### EFEITOS DAS SEMENTES *DE GINKGO BILOBA*:

Hatano *et al.*, 2011, discutiram as propriedades medicinais do *Ginkgo biloba*, a gimnospérmica mais antiga. Foram isolados muitos metabolitos secundários da árvore. Os terpenos trilactonas contendo ginkgolides e bilobalides, extraídos das folhas, são úteis no tratamento da demência, incluindo a doença de Alzheimer, mas as suas sementes contêm alguns componentes tóxicos como a ginkgotoxina e o ácido ginkgólico. As suas nozes têm sido utilizadas tradicionalmente para tratar a asma, a tuberculose, a enurese e aumentar a micção. As suas sementes possuem uma propriedade antifúngica potente e uma propriedade antibacteriana modesta. Pode retardar a transcriptase reversa do VIH-1 e inibir a proliferação de esplenócitos. Recentemente, uma proteína antifúngica e algumas outras proteínas farmacologicamente activas foram isoladas das nozes, o que confirma a importância medicinal das sementes de Ginkgo. A Gb-ns LTP1 tem afinidade de ligação aos ácidos gordos *cA-insaturados* e suprime a protease da pepsina. Esta combinação inibe as proteinases produzidas pelos agentes patogénicos e diminui a inflamação. As sementes de ginkgo e o seu revestimento externo também apresentam actividades tóxicas devido à ginkgotoxina e aos ácidos ginkgólicos. O mecanismo da sua toxicidade foi revelado em pormenor.

Huang *et al.* estudaram as caraterísticas de uma nova proteína antioxidante G4b, purificada a partir da albumina de sementes de Ginkgo. Acredita-se que a abundância de enxofre e de aminoácidos aromáticos presentes na G4b seja responsável pelo seu forte potencial antioxidante. É um tipo de proteína nova e homogénea com uma massa de 29.247 Da. Tem duas cadeias peptídicas de peso igual ligadas através de uma ligação dissulfureto. Uma pequena cadeia de polissacarídeo está ligada a ela por uma ligação glucosídica de oxigénio. A colorimetria química e a quimilumiscência provaram a sua forte capacidade antioxidante contra a superóxido dismutase, o ião hidroxilo e a lesão do ADN.

Kubayashi *et al.* estudaram os efeitos tóxicos do MPN-5'-glucósido em ratos. O glucósido MPN-5'-, um derivado da vitamina $B_6$ (4'-*O-metilpiridoxina*, MPN), presente nas sementes *de Ginkgo biloba*, é responsável pela intoxicação alimentar. As fracções de MPN-5'-glucósideo foram comparadas em sementes em linha e aquecidas e o seu conteúdo em sementes aquecidas foi muito mais elevado do que o de MPN em sementes em linha. A dose letal de MPN-5'-glucósido em ratos é de 0,8 mmol/kg de peso corporal. Após a administração de MPN-5'-glucósido, o início da convulsão é mais tardio do que após a administração de MPN. Na Ásia, geralmente as sementes são aquecidas antes de serem utilizadas, pelo que são famosas pela intoxicação alimentar.

**EFEITOS DOS FRUTOS SECOS *DE GINKGO BILOBA*:**
Mahadevan *et al.*, 2008, foram os primeiros a testar o papel das nozes *de Ginkgo biloba* e do seu extrato no metabolismo do colesterol. Diferentes partes desta planta foram utilizadas no passado para o tratamento de doenças neurodegenerativas e cardiovasculares. No entanto, a investigação científica moderna concentra-se no extrato da folha de Ginkgo. Nesta experiência, foram utilizadas quatro preparações diferentes (nozes de Ginkgo inteiras, o seu extrato de mentol e as suas porções solúveis em água e em lípidos) para estudar os seus efeitos no colesterol sérico in vivo e in vitro. O extrato de noz de Ginkgo modula os receptores de lipoproteínas de baixa densidade e a secreção de apolipoproteína B, afectando assim o colesterol sérico. A porção lipossolúvel da noz de ginkgo diminui o colesterol hepático, enquanto a porção aquosa aumenta os níveis de colesterol sérico. Assim, a parte lipossolúvel da noz de Ginkgo pode ser utilizada para prevenir as doenças cardiovasculares.

# CAPÍTULO 3

## MATERIAIS E MÉTODOS

Este estudo experimental foi efectuado nos Departamentos de Anatomia, Faculdade de Ciências Veterinárias, Universidade de Agricultura de Faisalabad. Em colaboração com o Departamento de Fisiologia e Farmacologia, Universidade de Agricultura, Faisalabad.

### 3.1 Extrato de plantas

T O extrato de Ginkgo *biloba* **120mg/5ml (24mg/ml)** foi adquirido à Trimax Pharmaceuticals sob a forma de líquido. O extrato de *Ginkgo biloba* era composto por glicosídeos de flavona 24% e lactonas terpénicas 6%.

### 3.2 ANIMAIS

Um total de trinta e cinco ratos albinos, vinte e oito fêmeas adultas com um peso de 200-250 g e sete ratos adultos machos com um peso de 200-250 g, foram adquiridos no Departamento de Zoologia e Pescas da Universidade de Agricultura de Faisalabad.

Estes animais foram mantidos durante 15 dias no biotério do Department of Physiology and Pharmacology, University of Agriculture, Faisalabad, para adaptação a condições ambientais óptimas de temperatura ambiente, humidade e um ciclo de 12 horas de luz/obscuridade.

Os animais serão alimentados com comida e água *ad libitum*.

#### 3.2.1 Acasalamento

Após a adaptação, uma rata albina fêmea e um rato macho adulto foram mantidos juntos numa única gaiola durante uma semana para efeitos de acasalamento. As ratas foram observadas todas as manhãs para detetar a presença de um tampão vaginal e a sua confirmação foi considerada como o dia zero da gestação. Após a confirmação da gestação, as fêmeas foram separadas dos machos e alojadas em gaiolas separadas no biotério, em condições ambientais controladas e devidamente etiquetadas.

#### 3.2.2 Agrupamento

As ratas prenhes foram divididas aleatoriamente em quatro grupos: A, B, C e D. O período de gestação dos ratos é de 21 dias e, neste estudo experimental, foi dividido em três trimestres de 7 dias cada. Neste ensaio, as doses foram calculadas de acordo com a dose humana mais elevada: 240 mg/dia, para um ser humano de 70 kg, isto é, 3,5 mg/kg/dia. As doses utilizadas neste ensaio foram 3,5, 7 e 14 mg/kg/dia, que foram administradas em 1 ml de água durante o segundo e terceiro trimestres de gravidez (do dia $8^{th}$ ao dia $20^{th}$).

**Grupo A**

Foram utilizadas 7 ratas albinas grávidas e administrou-se **3,5 mg/kg/dia** de EGb por via oral no segundo e terceiro trimestres (dia 8 - dia 21).

**Grupo B**

Foram administradas 7 ratas albinas grávidas e **7 mg/kg/dia** de EGb por via oral no segundo e terceiro trimestres (dia 8 - dia 21)

**Grupo C**

Foram administrados oralmente **14 mg/kg/dia** de EGb a 7 ratas albinas grávidas no segundo e terceiro trimestres (dia 8 - dia 21)

**Grupo D**

O grupo de controlo era constituído por 7 ratas albinas grávidas. Não foi administrado qualquer medicamento a este grupo.

### 3.3 TRATAMENTO:

#### 3.3.1 Cálculo e administração da dose de *Ginkgo Biloba*

As doses de EGb utilizadas neste estudo basearam-se na dose humana mais elevada: 240 mg/dia, ou seja, 3,5 mg/kg/dia para um ser humano com 70 kg de peso. As concentrações utilizadas nesta experiência foram 3,5, 7,14mg/kg/dia, ou seja, uma, duas e quatro vezes a dose máxima. Este medicamento foi administrado aos grupos A, B e C, respetivamente, enquanto o grupo D serviu de controlo e não recebeu qualquer medicamento. A dose de cada rato foi calculada de acordo com o peso corporal em todos os grupos (Apêndices II e III). A dose única calculada do fármaco foi administrada a todas as ratas grávidas por via oral, de manhã.

**Para cálculo**

Por exemplo, o peso é 210gms = 210/1000 = 0,21kg

**No Grupo A**: Utilizámos a dose de 3,5 mg/kg

Diária 3,5 mg/kg/dia=3,5 *0,21=0,735mg/dia

O extrato de *Ginkgo biloba* contém 120 mg/5ml= (24mg/ml)

Se 24 mg de medicamento estiverem presentes em 1 ml

1mg de medicamento está presente em 1÷24ml=0,0416 ml

0,735 mg de medicamento presente em 0,0416* 0,735=0,030576 ml

**No Grupo B:** Utilizámos a dose de 7mg/kg

Daily 7mg/kg/day=7*0.21=1.47mg/day

O extrato de *Ginkgo biloba* contém 120mg/5ml= (24mg/ml)

Se 24 mg de medicamento estiverem presentes em 1 ml

1mg de medicamento está presente em 1÷24ml=0,0416 ml

1,47 mg de medicamento presente em 0,0416* 1,47= 0,0612

**No Grupo C:** Utilizámos a dose de 14mg/kg

Diária 14 mg/kg/dia = 14x0,21 = 2,9mg/dia

O extrato de *Ginkgo biloba* contém 120mg/5ml = (24mg/ml)

Se 24 mg de medicamento estiverem presentes em 1 ml

1mg de medicamento presente em 1÷24ml = 0,0416ml

2,9 mg de medicamento presentes em 0,0416*2,9= 0,12 ml

## 3.4 RECOLHA DE AMOSTRAS

Após a confirmação da gravidez através de um tampão vaginal, o peso corporal de todas as ratas foi registado de 7 em 7 dias (Anexo I). A ingestão diária de comida e água, a presença de alterações locomotoras, diarreia e morte materna também foram observadas. Após o parto, no primeiro dia, os fetos foram recolhidos, pesados e procurados por qualquer deformidade externa. Os fetos foram mortos por eutanásia. Durante a dissecação, foi observada qualquer malformação congénita interna. Os rins neonatais foram isolados e lavados com solução salina normal após a medição dos parâmetros anatómicos macroscópicos. As amostras de rins neonatais foram conservadas em formaldeído neutro tamponado.

## 3.5 MÉTODOS MORFOLÓGICOS

O peso corporal de todas as ratas foi registado de 7 em 7 dias por meio de uma balança eléctrica. O peso corporal dos fetos também foi medido em balança eléctrica (g), enquanto o comprimento da coroa e do tronco (cm) e o perímetro abdominal e da cabeça (cm) dos fetos foram registados com fita métrica. Os rins neonatais foram pesados em balança eléctrica (mg) e observados cuidadosamente quanto às suas caraterísticas grosseiras (ou seja, cor, forma e consistência) e biométricas (ou seja, comprimento, largura, peso e espessura).

## 3.6 MÉTODO HISTOLÓGICO

A histologia das amostras recolhidas foi efectuada da seguinte forma

**1) FIXAÇÃO**

Os rins fetais foram lavados com solução salina normal. Os rins foram conservados/fixados em solução de Bouin (Bancroft e Gamble, 2008). A composição da solução de Bouin para 1050 ml foi a seguinte

| | |
|---|---|
| Solução aquosa saturada de ácido pícrico | 750 ml |
| 40% Formaldeído | 250ml |
| Ácido acético glacial | 50 ml |

**2) LAVAGEM**

Após a fixação, as amostras de tecido foram colocadas num copo sob água corrente da torneira durante 6-8 horas. As amostras de tecido foram cortadas em pequenos pedaços em cassetes de tecido etiquetadas com lápis de chumbo para processamento posterior.

**3) DEHYDRATION**

A desidratação dos tecidos foi obtida colocando-os em concentrações crescentes de álcool etílico.

Para a desidratação dos tecidos renais, optou-se pelo seguinte protocolo/esquema.

| Graus de álcool | Tempo Duração |
|---|---|
| Álcool a 70% | Durante a noite |
| 80% de álcool | 1 hora |
| 95% Álcool-1 | 1 hora |
| 95% Álcool-2 | 1 hora |
| 100% álcool-1 | 1,5 horas |
| 100% álcool-2 | 1,5 horas |
| Xileno + Álcool | 1 hora |

**4) LIMPEZA**

Após a desidratação, a limpeza do tecido foi efectuada colocando-o em duas concentrações de xileno puro, isto é, xileno 1 e xileno 2, durante uma hora em cada solução.

**5) EMBUTIMENTO DE CERA**

Os tecidos foram mantidos durante 2 horas (mudando de um copo de cera para outro após 1 hora) em cera de parafina para serem incorporados a 580C

## 6) PREPARAÇÃO DE BLOCOS

Após a inclusão em parafina, os blocos foram fabricados utilizando moldes de aço e blocos de plástico. Os blocos foram armazenados no congelador (4C) até serem seccionados.

## 7) SECCIONAMENTO

Os blocos foram cortados por micrótomo. A espessura das secções foi mantida em 5 mícrones. As secções finas foram transferidas para um banho de água quente a 45 °C para espalhar a secção de tecido com a ajuda de uma pinça e deixadas a flutuar.

## 8) MONTAGEM

As secções flutuantes foram esticadas no banho-maria e levantadas cuidadosamente em lâminas de vidro limpas que foram untadas com uma fina película de albumina de ovo de Mayer. As lâminas que continham as secções de tecido foram fixadas num agitador de lâminas e colocadas na incubadora para morrer a 37 C durante 2 horas.

## 9) COLORAÇÃO COM HEMATOXILINA E EOSINA

Após a incubação, as lâminas de tecido foram coradas pelo método de coloração com hematoxilina e eosina

a) Desparafinização:

As secções de tecido foram tratadas com soluções de xileno para remover a cera de parafina. Em xileno 1 colocado durante 5 minutos, seguido de xileno 2 durante 5 minutos.

b) As secções foram passadas por concentrações decrescentes de álcool etílico, como 3 minutos em álcool absoluto, 3 minutos em 95%, 3 minutos em 80% e 3 minutos em álcool etílico a 70%, respetivamente.

c) A hidratação foi efectuada colocando as lâminas de secção em água da torneira durante 1 minuto.

d) As secções das lâminas foram depois imersas em solução de hematoxilina para corar os núcleos durante 2 minutos.

e) As secções foram submetidas a 4 imersões em água destilada.

f) As secções foram submetidas a 6 imersões em álcool ácido para remover a hematoxilina do citoplasma das células.

g) As lâminas no wreaker foram novamente mergulhadas em água destilada.

h) Em seguida, foram dados dois mergulhos em água com amoníaco para restaurar a cor azul dos núcleos.

i) As lâminas no dispositivo de limpeza foram submetidas a 4 imersões em água destilada.

j) Em seguida, as secções foram imersas em eosina com o objetivo de corar o citoplasma de vermelho (contracoloração) durante 2-3 minutos.

k) A água foi removida das secções passando-as por uma ordem crescente de concentrações de álcool etílico, como 90% durante 1 minuto, 95% durante 1 minuto e absoluto durante 1 minuto, respetivamente. Estes passos foram efectuados devido à mistura da solução corante com a água presente nos tecidos.

l) As secções das lâminas foram imersas em xileno (clarificação) através de duas imersões em xileno puro.

m) As secções foram montadas em DPX (uma mistura de distereno (poliestereno), um plastificante (fosfato de tricresilo) e xileno, denominada DPX) e cobertas com uma lamela.

As lâminas coradas foram então examinadas com ampliações de 200X e 400X.

## 3.7 MÉTODOS HISTOMÉTRICOS

As fotomicrografias do tecido renal foram captadas utilizando o microscópio Nikon optiphot 2 a 200X. Estas fotografias foram utilizadas para determinar a espessura da camada cortical, o diâmetro dos glomérulos, dos túbulos proximais e distais e dos canais colectores de todos os rins com a ajuda do sistema automatizado de análise de imagens Image J versão 1.4v (Research Service Branch, National Institute of Mental Health, Bethesda, Maryland, EUA). O volume de 10 secções transversais de glomérulos (Vst) foi obtido pela fórmula $Vst=\pi.h(d^2/4)$, em que h representa a espessura da secção (5µm) e d representa o diâmetro do glomérulo (µm) (Moura et al.,2011).

## 3.8 SISTEMA DE ANÁLISE DE IMAGEM J

O Image J é um software de análise de imagens de código aberto desenvolvido pelo National Institute of Mental Health, Bethesda, Maryland, EUA. É o software de análise de imagens mais rápido do mundo, com uma velocidade de processamento de cerca de 40 milhões de pixéis por segundo. Pode ser facilmente descarregado a partir de http://rsb.info.nih.gov/ij/download.html.

A calibração do software foi efectuada através da captura de uma imagem do micrómetro da platina a 200X. Esta imagem foi aberta no programa image J. As calibrações foram feitas traçando uma linha reta entre dois pontos de distância conhecida e colocando esta distância na opção "set scale" do software (Analyze>set scale). O procedimento pormenorizado é o seguinte.

**JANELA DE IMAGEM J (VERSÃO 1.47n)**

## PROCEDIMENTO

## DEFINIR ESCALA

A caixa de diálogo foi utilizada para definir a escala espacial da imagem ativa, de modo a que os resultados das medições possam ser apresentados em unidades calibradas, tais como (mm) ou (pm). Antes de utilizar este comando, foi utilizada a ferramenta de seleção de linhas rectas para desenhar uma linha que correspondesse a uma distância conhecida. Em seguida, abriu-se a caixa de diálogo de definição da escala; introduziu-se a distância conhecida e a unidade de medida e, em seguida, clicou-se em 'ok'. A imagem J foi automaticamente preenchida no campo da distância em pixels com base no comprimento da linha selecionada.

## CALIBRAÇÕES

Depois de abrir o ficheiro a partir da barra de menus e abrir a fotomicrografia, desenhe uma linha numa determinada camada, vá para a opção analisar na barra de menus principal e clique em medir. A imagem J mede automaticamente o comprimento de uma determinada camada.

## 3.9 ANÁLISE ESTATÍSTICA

Foi utilizada uma análise de variância (ANOVA) unidirecional para comparar as médias dos parâmetros. O teste da diferença mínima de significância (LSD) foi utilizado para comparar as médias dos grupos a um nível de significância de 5% e o teste de Duncun de alcance múltiplo foi utilizado para comparar as médias dos grupos a um nível de significância de 5% (Erdo,1999).

# CAPÍTULO 4

## RESULTADOS

Um total de 28 fêmeas adultas grávidas de ratos albinos foram divididas em quatro grupos A, B, C e D (n=7 cada). O *Ginkgo biloba* foi administrado oralmente a 3,5,7 e 14mg/kg/dia aos grupos A, B e C, respetivamente, enquanto o grupo D serviu de controlo e recebeu 1ml de água em vez do medicamento, de $8^{th}$ a $20^{th}$ dia de gestação. As mães foram pesadas no primeiro dia de cada trimestre e verificou-se o seu aumento de peso e sinais de toxicidade. Foi efectuada uma análise estatística para determinar os efeitos do *Ginkgo biloba* no peso à nascença e na génese renal em ratos albinos. Os resultados são descritos abaixo em pormenor:

### 4.1 Efeitos do *Ginkgo biloba* no aumento de peso materno durante a gravidez, em ratos albinos

#### 4.1.1 Ganho de peso materno durante três trimestres de gravidez após tratamento com *Ginkgo biloba* em ratos albinos

Após a administração de 3,5, 7 e 14 mg/kg/dia de *Ginkgo biloba* aos grupos A, B e C e (n=7), o ganho de peso materno durante a gravidez em ratas albinas foi comparado com o do grupo de controlo D, que recebeu água em vez do medicamento (n=7).

Durante o primeiro trimestre, o ganho de peso médio ±SE 13,3 ± 5,1 no grupo A, 12,3 ± 3,8 no grupo B e 11,7 ± 4,2 no grupo C não mostrou nenhuma variação significativa em comparação com o grupo D 12,8 ± 4,6 durante o primeiro trimestre.

Também se registou uma tendência semelhante nos trimestres seguintes, nos quais foram tratados os grupos A, B e C. O ganho de peso materno não foi significativamente diferente em todos os grupos tratados (26,6±4,9) em comparação com o grupo de controlo não tratado (25,4±5,4) no final do segundo trimestre, enquanto (45,6±5,9) no grupo tratado e 43,4±8,5 no grupo de controlo no final do terceiro trimestre.

Os resultados são apresentados no quadro 4.1.1

Tabela 4.1.1: Análise da tabela de variância para o peso das mulheres grávidas dos diferentes grupos tratados com *Ginkgo biloba* durante o $2^{nd}$ e o $3^{rd}$ trimestre em comparação com as mulheres do controlo

| Ganho de peso materno médio (gm) | Grupos Grupo A | Grupo B | Grupo C | Grupo D |
|---|---|---|---|---|
| Dia 1-7 | 13.3±5.1 | 12.3±3.8 | 11.7±4.2 | 12.8±4.6 |

| Dia 7-16  | 27.3 ±6.9  | 25.4±4.5 | 26.6±4.9 | 25.4±5.4 |
| Dia 16-21 | 38.2±5.4   | 44.6±5.7 | 45.6±5.9 | 43.4±8.5 |
| Dia 1-21  | 78.8±12.3  | 74.6±8.7 | 76.5±8.5 | 76.8±9.5 |

NS = Não significativo (P>0,05);

Tabela das médias do peso das fêmeas grávidas dos diferentes grupos tratados com *Ginkgo biloba* durante o $2^{nd}$ e o $3^{rd}$ trimestre em comparação com as fêmeas do controlo.

| Grupo   | Média ± SE     |
|---------|----------------|
| Grupo A | 78.8 ± 0.045 A |
| Grupo B | 74.2 ± 0.043 B |
| Grupo C | 75.3 ± 0.047 C |
| Grupo D | 75.5 ± 0.038 A |

4.1.2 Cálculo das doses:

As doses para cada fêmea grávida nos três grupos tratados foram calculadas de acordo com o peso, pela fórmula já mencionada, e foram administradas por gavagem oral uma vez por dia.

Tabela 4.1.2: Dose calculada de *Ginkgo biloba* de acordo com o peso de cada animal em $2^{nd}$ semestre (dia $8^{th}$ a $14^{th}$) para o grupo A, B e C, enquanto o grupo D administrou 1 ml de água em vez do medicamento.

| N.º Sr. | Animais | Peso dos animais (g) no dia $8^{th}$ | Dose calculada (mg) | Dose calculada (ml) |
|---------|---------|------|-------|--------|
| 01 | A-1 | 219 | 0.766 | 0.0319 |
| 02 | A-2 | 216 | 0.756 | 0.0314 |
| 03 | A-3 | 219 | 0.766 | 0.0319 |
| 04 | A-4 | 215 | 0.753 | 0.0313 |
| 05 | A-5 | 215 | 0.753 | 0.0313 |
| 06 | A-6 | 218 | 0.763 | 0.0317 |
| 07 | A-7 | 223 | 0.780 | 0.0324 |
| 08 | B-1 | 218 | 1.526 | 0.0635 |
| 09 | B-2 | 232 | 1.624 | 0.0676 |
| 10 | B-3 | 218 | 1.526 | 0.0635 |
| 11 | B-4 | 207 | 1.499 | 0.0602 |

| 12 | B-5 | 219 | 1.533 | 0.0638 |
|----|-----|-----|-------|--------|
| 13 | B-6 | 215 | 1.505 | 0.0626 |
| 14 | B-7 | 216 | 1.512 | 0.0628 |
| 15 | C-1 | 205 | 2.870 | 0.1194 |
| 16 | C-2 | 238 | 3.332 | 0.1386 |
| 17 | C-3 | 220 | 3.080 | 0.1263 |
| 18 | C-4 | 237 | 3.318 | 0.1360 |
| 19 | C-5 | 210 | 2.940 | 0.1223 |
| 20 | C-6 | 212 | 2.968 | 0.1234 |
| 21 | C-7 | 223 | 3.122 | 0.1298 |
| 22 | D-1 | 218 | 1 | 1 |
| 23 | D-2 | 214 | 1 | 1 |
| 24 | D-3 | 221 | 1 | 1 |
| 25 | D-4 | 220 | 1 | 1 |
| 26 | D-5 | 234 | 1 | 1 |
| 27 | D-6 | 220 | 1 | 1 |
| 28 | D-7 | 218 | 1 | 1 |

\* Os animais foram pesados e a dose necessária foi calculada em conformidade.

Tabela 4.1.3: Dose calculada de *Ginkgo biloba* de acordo com o peso de cada animal em 3$^{rd}$ semestre (dia 15$^{th}$ a 21$^{th}$) para o grupo A, B e C, enquanto o grupo D administrou 1 ml de água em vez do medicamento.

| N.º Sr. | Animais | Peso dos animais (g) no dia 15 | Dose calculada (mg) | Dose calculada (ml) |
|---------|---------|--------------------------------|---------------------|---------------------|
| 01 | A-1 | 230 | 0.805 | 0.0334 |
| 02 | A-2 | 225 | 0.787 | 0.0327 |
| 03 | A-3 | 228 | 0.798 | 0.0331 |
| 04 | A-4 | 225 | 0.787 | 0.0327 |
| 05 | A-5 | 226 | 0.791 | 0.0324 |
| 06 | A-6 | 228 | 0.798 | 0.0332 |
| 07 | A-7 | 233 | 0.816 | 0.0339 |
| 08 | B-1 | 225 | 1.575 | 0.0655 |
| 09 | B-2 | 240 | 1.680 | 0.0699 |
| 10 | B-3 | 230 | 1.610 | 0.0669 |
| 11 | B-4 | 215 | 1.505 | 0.0626 |
| 12 | B-5 | 230 | 1.610 | 0.0669 |

| 13 | B-6 | 230 | 1.610 | 0.0669 |
|----|-----|-----|-------|--------|
| 14 | B-7 | 223 | 1.561 | 0.0649 |
| 15 | C-1 | 200 | 2.800 | 0.1164 |
| 16 | C-2 | 240 | 3.360 | 0.1398 |
| 17 | C-3 | 215 | 3.010 | 0.1252 |
| 18 | C-4 | 240 | 3.360 | 0.1398 |
| 19 | C-5 | 210 | 2.940 | 0.1223 |
| 20 | C-6 | 220 | 3.080 | 0.1281 |
| 21 | C-7 | 233 | 3.262 | 0.1356 |
| 22 | D-1 | 230 | 1 | 1 |
| 23 | D-2 | 228 | 1 | 1 |
| 24 | D-3 | 231 | 1 | 1 |
| 25 | D-4 | 230 | 1 | 1 |
| 26 | D-5 | 240 | 1 | 1 |
| 27 | D-6 | 230 | 1 | 1 |
| 28 | D-7 | 230 | 1 | 1 |

**4.2 Efeitos do Ginkgo *biloba* nos parâmetros morfométricos de recém-nascidos afectados em ratos albinos**

**4.2.1 Peso à nascença dos recém-nascidos afectados**

O peso dos recém-nascidos das mães dos grupos A, B e C (n=28) tratadas com *Ginkgo biloba* (A@ 3,5. B@ 7 e C @ 14 mg/kg/dia) durante o segundo e terceiro trimestres foi comparado com os recém-nascidos do grupo de controlo cujas mães receberam água em vez do medicamento. Apenas quatro filhotes de cada fêmea grávida foram selecionados. O peso vivo médio ±SE dos recém-nascidos de ratos albinos do grupo A (4,57±0,045) não diferiu significativamente do peso do grupo de controlo D (4,69±0,038), mas o grupo B (4,39±0,043) e o grupo C (4,2±0,047) apresentaram uma redução significativa dependente da dose. Os resultados são apresentados na Figura 4.2.1. e na Tabela 4.2.1.

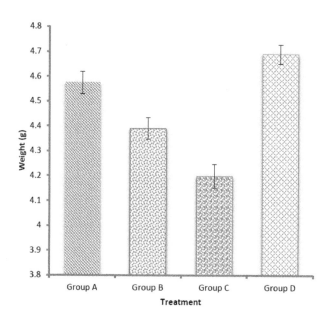

**Figura 4.2.1:** Média ±SE para o peso neonatal à nascença após o tratamento das mães com o extrato *de Ginkgo biloba* durante o $2^{nd}$ e o $3^{rd}$ trimestre de gravidez, em comparação com o controlo.

**Tabela 4.2.1:** Tabela de análise de variância para o peso neonatal à nascença após o tratamento das mães com o extrato *de Ginkgo biloba* durante o $2^{nd}$ e o $3^{rd}$ trimestre de gravidez.

| Fonte de variação | Grau de liberdade | Soma de quadrados | Quadrados médios | Valor F |
|---|---|---|---|---|
| Grupo | 3 | 0.97415 | 0.32472 | 24.43** |
| Erro | 24 | 0.31906 | 0.01329 | |
| Total | 27 | 1.29321 | | |

** = Altamente significativo (P<0,01)

Tabela de médias ±SE para o peso ao nascer neonatal após o tratamento das mães com o extrato *de Ginkgo biloba* durante o $2^{nd}$ e o $3^{rd}$ trimestre de gravidez.

| Grupo | Média ± SE |
|---|---|
| Grupo A | 4.57 ± 0.045 A |
| Grupo B | 4.39 ± 0.043 B |
| Grupo C | 4.20 ± 0.047 C |
| Grupo D | 4.69 ± 0.038 A |

ABCD : Os diferentes alfabetos de uma coluna diferem significativamente entre si a (p≤0,01)

### 4.2.2 Comprimento da alcatra da coroa

O comprimento da coroa da alcatra dos recém-nascidos das mães dos grupos A, B e C (n=28) tratados com *Ginkgo biloba* ( A @ 3,5. B@ 7 e C @ 14 mg/kg/dia) durante o segundo e terceiro trimestres foi comparado com os recém-nascidos do grupo de controlo cujas mães receberam água em vez de medicamentos. Apenas quatro filhotes de cada fêmea foram selecionados. O comprimento médio ±SE do tronco da coroa dos recém-nascidos de ratos albinos do grupo A (6,50±0,028) difere ligeiramente do comprimento dos recém-nascidos do grupo de controlo (6,78±0,08), mas o comprimento médio do tronco da coroa dos recém-nascidos do grupo B (6,48±0,057) e do grupo C (6,07±0,034) mostrou uma redução significativa dependente da dose. Os resultados são apresentados na Figura 4.2.2 e na Tabela 4.2.2.

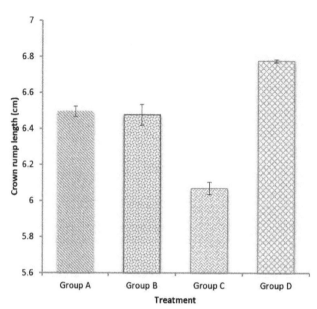

**Figura 4.2.2:** Média ±SE para o comprimento da coroa da alcatra (cm) dos recém-nascidos de ratos albinos após o tratamento das mães com o extrato *de Ginkgo biloba* durante o $2^{nd}$ e o $3^{rd}$ trimestre de gravidez em comparação com o controlo.

**Tabela 4.2.2:** Análise da tabela de variância para a média ±SE do comprimento do tronco da coroa (cm) dos recém-nascidos de ratos albinos após o tratamento das mães com o extrato *de Ginkgo biloba* durante o $2^{nd}$ e o $3^{rd}$ trimestre de gravidez em comparação com o controlo.

| Fonte de variação | Grau de liberdade | Soma de quadrados | Quadrados médios | Valor F |
|---|---|---|---|---|
| Grupo | 3 | 1.77261 | 0.59087 | 63.68** |
| Erro | 24 | 0.22269 | 0.00928 | |
| Total | 27 | 1.99530 | | |

** = Altamente significativo (P<0,01)

Tabela de médias ±SE para o comprimento da coroa da alcatra (cm) dos recém-nascidos de ratos albinos após o tratamento das mães com o extrato *de Ginkgo biloba* durante o $2^{nd}$ e o $3^{rd}$ trimestre de gravidez, em comparação com o controlo.

| Grupo | Média ± SE |
|---|---|
| Grupo A | 6.50 ± 0.028 B |
| Grupo B | 6.48 ± 0.057 B |
| Grupo C | 6.07 ± 0.034 C |
| Grupo D | 6.78 ± 0.008 A |

ABCD : Os diferentes alfabetos de uma coluna diferem significativamente entre si a (p≤0,01)

### 4.2.3 Circunferência da cabeça dos recém-nascidos

O perímetro cefálico dos recém-nascidos das mães dos grupos A, B e C (n=28) tratados com *Ginkgo biloba* ( A@ 3,5. B@ 7 e C @ 14 mg/kg/dia) durante o segundo e terceiro trimestres foi comparado com os recém-nascidos do grupo de controlo cujas mães receberam água em vez de medicamentos. Apenas quatro filhotes de cada fêmea foram selecionados. A média ±SE para o perímetro cefálico dos recém-nascidos de ratos albinos do grupo A (3,23±0,011) não diferiu da do grupo de controlo (3,23±0,011), mas o perímetro cefálico médio dos recém-nascidos do grupo B (3,12±0,26) e do grupo C (2,9±0,025) mostrou uma redução significativa de forma dependente da dose. Os resultados são apresentados na Figura 4.2.3 e na Tabela 4.2.3.

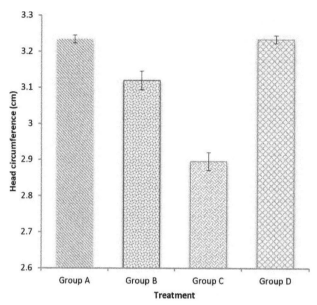

**Figura 4.2.3**: Média ±SE para o perímetro cefálico (cm) dos recém-nascidos de ratos albinos após o tratamento das mães com o extrato *de Ginkgo biloba* durante o $2^{nd}$ e o $3^{rd}$ trimestre de gravidez, em comparação com o controlo.

**Tabela 4.2.3**: Análise da tabela de variância para o perímetro cefálico dos recém-nascidos de ratos albinos após o tratamento das mães com o extrato *de Ginkgo biloba* durante o $2^{nd}$ e o $3^{rd}$ trimestre de gravidez, em comparação com o controlo.

| Fonte de variação | Grau de liberdade | Soma de quadrados | Quadrados médios | Valor F |
|---|---|---|---|---|
| **Grupo** | 3 | 0.53495 | 0.17832 | 66.54** |
| **Erro** | 24 | 0.06431 | 0.00268 | |
| **Total** | 27 | 0.59927 | | |

** = Altamente significativo (P<0,01)

Tabela da média ±SE para o perímetro cefálico (cm) dos recém-nascidos de ratos albinos após o tratamento das mães com o extrato de *Ginkgo biloba* durante o $2^{nd}$ e o $3^{rd}$ trimestre de gravidez, em comparação com o controlo

| Grupo | Média ± SE |
|---|---|
| Grupo A | 3.23 ± 0.011 A |
| Grupo B | 3.12 ± 0.026 B |
| Grupo C | 2.90 ± 0.025 C |
| Grupo D | 3.23 ± 0.011 A |

ABCD : Os diferentes alfabetos de uma coluna diferem significativamente entre si a ($p \leq 0,01$)

### 4.2.4 Circunferência abdominal dos recém-nascidos:

A circunferência abdominal dos recém-nascidos das mães dos grupos A, B e C (n=28) tratados com *Ginkgo biloba* ( A@ 3,5. B@ 7 e C @ 14 mg/kg/dia) durante o segundo e terceiro trimestres foi comparada com a dos recém-nascidos do grupo de controlo cujas mães receberam água em vez de medicamentos. Apenas quatro filhotes de cada fêmea foram selecionados. A média ±SE para a circunferência abdominal dos recém-nascidos de ratos albinos do grupo A (3,12±0,026) não diferiu significativamente da do grupo de controlo (3,12±0,013), mas a circunferência abdominal média dos recém-nascidos do grupo B (3,42±0,013) e do grupo C (3,57±0,019) mostrou um aumento significativo de forma dependente da dose. Os resultados são apresentados na Figura 4.2.4 e na Tabela 4.2.4.

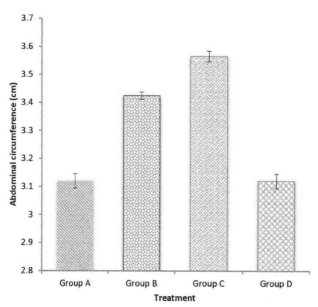

Figura 4.2.4: Média ±SE para a circunferência abdominal (cm) dos recém-nascidos de ratos albinos após o tratamento das mães com o extrato de *Ginkgo biloba* durante o $2^{nd}$ e o $3^{rd}$ trimestre de gravidez, em comparação com o controlo.

Tabela 4.2.4: Análise da tabela de variância para a circunferência abdominal (cm) dos recém-nascidos de ratos albinos após o tratamento das mães com o extrato de *Ginkgo biloba* durante o $2^{nd}$ e o $3^{rd}$ trimestre de gravidez em comparação com o controlo.

| Fonte de variação | Grau de liberdade | Soma de quadrados | Quadrados médios | Valor F |
|---|---|---|---|---|
| Grupo | 3 | 1.05438 | 0.35146 | 107.67** |
| Erro | 24 | 0.07834 | 0.00326 | |
| Total | 27 | 1.13273 | | |

** = Altamente significativo (P<0,01)

Tabela da média ±SE para a circunferência abdominal (cm) dos recém-nascidos de ratos albinos após o tratamento das mães com o extrato *de Ginkgo biloba* durante o 2$^{nd}$ e o 3$^{rd}$ trimestre de gravidez, em comparação com o controlo.

| Grupo | Média ± SE |
|---|---|
| Grupo A | 3.12 ± 0.026 C |
| Grupo B | 3.42 ± 0.013 B |
| Grupo C | 3.57 ± 0.019 A |
| Grupo D | 3.12 ± 0.026 C |

ABCD : Os diferentes alfabetos de uma coluna diferem significativamente entre si a (p≤0,01)

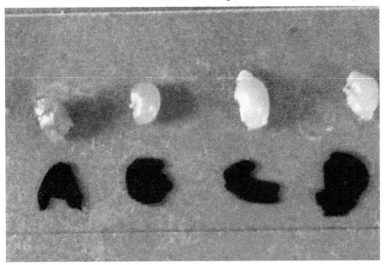

**Placa 1: Fotografia do aspeto grosseiro dos rins neonatais dos diferentes grupos tratados com diferentes doses de *Ginkgo biloba*.**

### 4.3 Efeitos do *Ginkgo biloba* nos parâmetros morfométricos dos rins neonatais de ratos albinos

#### 4.3.1 Peso dos rins neonatais:

O peso dos rins neonatais das mães dos grupos A, B e C (n=56) tratadas com *Ginkgo biloba* (A@ 3,5. B@ 7 e C @ 14 mg/kg/dia) durante o segundo e terceiro trimestres foi comparado com os rins neonatais do grupo de controlo D, cujas mães receberam água em vez de medicamentos. Apenas quatro filhotes de cada fêmea foram selecionados. O peso médio ±SE (mg) dos rins neonatais de ratos albinos do grupo A (20,84±0,018) não diferiu significativamente do peso do grupo de controlo (21,75±0,041), mas o peso médio dos rins neonatais do grupo B (22,62±0,051) e do grupo C (23,3±0,052) apresentou um aumento significativo dependente da dose. Os resultados são apresentados na Figura 4.3.1 e na Tabela 4.3.1

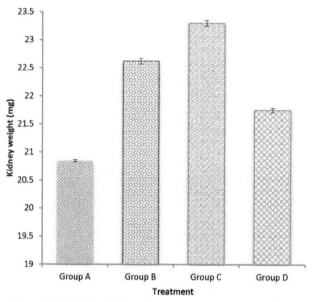

Figura 4.3.1: Média ±SE para o peso (mg) do rim neonatal de ratos albinos após o tratamento das mães com o extrato *de Ginkgo biloba* durante o $2^{nd}$ e $3^{rd}$ trimestre de gravidez em comparação com o controlo.

Tabela 4.3.1: Análise da tabela de variância para o peso (mg) do rim neonatal de ratos albinos após o tratamento das mães com o extrato *de Ginkgo biloba* durante o $2^{nd}$ e o $3^{rd}$ trimestre de gravidez em comparação com o controlo.

| Fonte de variação | Grau de liberdade | Soma de quadrados | Quadrados médios | Valor F |
|---|---|---|---|---|
| **Grupo** | 3 | 23.9200 | 7.9733 | 621.65** |
| **Erro** | 24 | 0.3078 | 0.0128 | |
| **Total** | 27 | 24.2279 | | |

** = Altamente significativo (P<0,01)

Tabela das médias ±SE do peso do rim neonatal (mg) de ratos albinos após o tratamento das mães com o extrato *de Ginkgo biloba* durante o $2^{nd}$ e o $3^{rd}$ trimestre de gravidez, em comparação com o controlo.

| Grupo | Média ± SE |
|---|---|
| Grupo A | 20.84 ± 0.018 D |
| Grupo B | 22.62 ± 0.051 B |
| Grupo C | 23.30 ± 0.052 A |
| Grupo D | 21.75 ± 0.041 C |

ABCD : Os diferentes alfabetos de uma coluna diferem significativamente entre si a ($p \leq 0,01$)

### 4.3.2 Comprimento dos rins neonatais

O comprimento dos rins neonatais das mães dos grupos A, B e C (n=56) tratadas com diferentes doses de *Ginkgo biloba* (A@ 3,5. B@ 7 e C @ 14 mg/kg/dia) durante o segundo e terceiro trimestres foi comparado com o comprimento dos rins neonatais do grupo de controlo cujas mães receberam água em vez de medicamentos. Apenas quatro filhotes de cada fêmea foram selecionados. O comprimento médio ±SE dos rins neonatais de ratos albinos do grupo A (3,68±0,060) e do grupo B (4,98±0,051) mostrou uma redução do comprimento em relação ao do grupo de controlo (5,27±0,100), mas o grupo C (6±0,027) mostrou um aumento significativo. Os resultados são apresentados na Figura 4.3.2 e na Tabela 4.3.2.

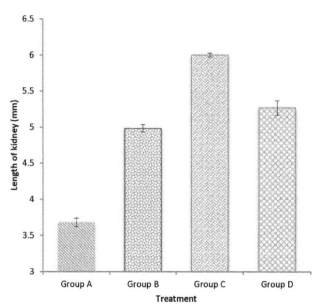

Figura 4.3.2: Média ±SE para o comprimento do rim neonatal (mm) de ratos albinos após o tratamento das mães com o extrato de *Ginkgo biloba* durante o $2^{nd}$ e $3^{rd}$ trimestre de gravidez em comparação com o controlo.

Tabela 4.3.2: Análise da tabela de variância para o comprimento do rim neonatal (mm) de ratos albinos após o tratamento das mães com o extrato de *Ginkgo biloba* durante o $2^{nd}$ e o $3^{rd}$ trimestre de gravidez em comparação com o controlo.

| Fonte de variação | Grau de liberdade | Soma de quadrados | Quadrados médios | Valor F |
|---|---|---|---|---|
| Grupo | 3 | 19.6955 | 6.5652 | 221.81** |
| Erro | 24 | 0.7103 | 0.0296 | |
| Total | 27 | 20.4059 | | |

** = Altamente significativo (P<0,01)

Tabela de médias ±SE para o comprimento do rim neonatal (mm) de ratos albinos após o tratamento das mães com o extrato de *Ginkgo biloba* durante o $2^{nd}$ e o $3^{rd}$ trimestre de gravidez, em comparação com o controlo.

| Grupo | Média ± SE |
|---|---|
| Grupo A | 3.68 ± 0.060 D |
| Grupo B | 4.98 ± 0.051 C |
| Grupo C | 6.00 ± 0.027 A |
| Grupo D | 5.27 ± 0.100 B |

ABCD : Os diferentes alfabetos de uma coluna diferem significativamente entre si a (p≤0,01)

### 4.3.3 Largura dos rins neonatais

A largura dos rins neonatais das mães dos grupos A, B e C (n=56) tratadas com diferentes doses de Ginkgo *biloba* (A@ 3,5. B@ 7 e C @ 14 mg/kg/dia) durante o segundo e terceiro trimestres foi comparada com a largura dos rins neonatais do grupo de controlo cujas mães receberam água em vez de medicamentos. Apenas quatro filhotes de cada fêmea foram selecionados. A largura média ±SE dos rins neonatais de ratos albinos do grupo A (2,95±0,037) não difere da do grupo de controlo (2,89±0,100), mas a largura média dos rins neonatais do grupo B (3,68±0,060) e do grupo C (3,70±0,060) mostrou um aumento significativo do tamanho de forma dependente da dose. Os resultados são apresentados na Figura 4.3.3 e na Tabela 4.3.3.

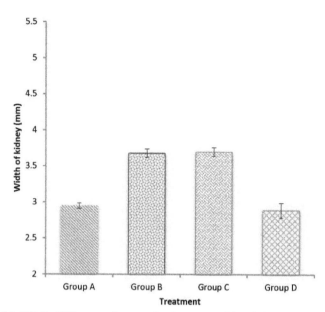

**Figura 4.3.3**: Média ±SE para a largura do rim neonatal (mm) de ratos albinos após o tratamento das mães com o extrato *de Ginkgo biloba* durante o $2^{nd}$ e $3^{rd}$ trimestre de gravidez em comparação com o controlo.

**Tabela 4.3.3**: Análise da tabela de variância para a largura do rim neonatal (mm) de ratos albinos após o tratamento das mães com o extrato de *Ginkgo biloba* durante o $2^{nd}$ e o $3^{rd}$ trimestre de gravidez em comparação com o controlo.

| Fonte de variação | Grau de liberdade | Soma de quadrados | Quadrados médios | Valor F |
|---|---|---|---|---|
| Grupo | 3 | 20.0742 | 6.6914 | 206.75** |
| Erro | 24 | 0.7768 | 0.0324 | |
| Total | 27 | 20.8510 | | |

** = Altamente significativo (P<0,01)

Tabela de médias ±SE para a largura do rim neonatal (mm) de ratos albinos após o tratamento das mães com o extrato *de Ginkgo biloba* durante o $2^{nd}$ e o $3^{rd}$ trimestre de gravidez, em comparação com o controlo.

| Grupo | Média ± SE |
|---|---|
| Grupo A | 2.95 ± 0.037 C |
| Grupo B | 3.68 ± 0.060 B |
| Grupo C | 3.70 ± 0.060 B |
| Grupo D | 2.89 ± 0.100 A |

ABCD : Os diferentes alfabetos de uma coluna diferem significativamente entre si a ($p \leq 0,01$)

### 4.4 Parâmetros histomórficos dos rins neonatais

#### 4.4.1 Espessura cortical dos rins neonatais (mm) de ratos albinos:

A largura do córtex renal dos rins neonatais das mães dos grupos A, B e C, tratadas com diferentes doses de *Ginkgo biloba* durante o segundo e terceiro trimestres, foi comparada com a largura do córtex dos rins neonatais do grupo de controlo cujas mães receberam água em vez do medicamento. Foram selecionados apenas quatro cachorros de cada fêmea. A largura média ±SE do córtex dos rins de recém-nascidos de ratos albinos do grupo A (0,88±0,017mm) não difere da largura média da espessura cortical renal neonatal do grupo de controlo (0,80±0,014mm), mas a largura média do córtex renal neonatal do grupo B (1,21±0,010mm) e do grupo C (1,06±0,011) mostrou um aumento significativo do tamanho de forma dependente da dose. Os resultados são apresentados na Figura 4.4.1 e na Tabela 4.4.1

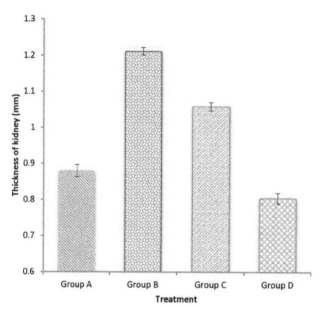

Figura 4.4.1: Média ±SE para a espessura cortical do rim neonatal (mm) de ratos albinos após o tratamento das mães com o extrato *de Ginkgo biloba* durante o $2^{nd}$ e o $3^{rd}$ trimestre de gravidez em comparação com o controlo.

Tabela 4.4.1: Análise da tabela de variância para a espessura cortical do rim neonatal (mm) de ratos albinos após o tratamento das mães com o extrato de *Ginkgo biloba* durante o $2^{nd}$ e o $3^{rd}$ trimestre de gravidez em comparação com o controlo.

| Fonte de variação | Grau de liberdade | Soma de quadrados | Quadrados médios | Valor F |
|---|---|---|---|---|
| Grupo | 3 | 0.70220 | 0.23407 | 186.37** |
| Erro | 24 | 0.03014 | 0.00126 | |
| Total | 27 | 0.73234 | | |

** = Altamente significativo (P<0,01)

Tabela da média ±SE para a espessura cortical do rim neonatal (mm) de ratos albinos após o tratamento das mães com o extrato *de Ginkgo biloba* durante o $2^{nd}$ e o $3^{rd}$ trimestre de gravidez, em comparação com o controlo.

| Grupo | Média ± SE |
|---|---|
| Grupo A | 0.88 ± 0.017 C |
| Grupo B | 1.21 ± 0.010 A |
| Grupo C | 1.06 ± 0.011 B |
| Grupo D | 0.80 ± 0.014 D |

ABCD : Os diferentes alfabetos de uma coluna diferem significativamente entre si a ($p \leq 0,01$)

### 4.4.2 Espessura medular dos rins neonatais (mm) de ratos albinos

A largura da medula renal nos rins neonatais das mães dos grupos A, B e C, tratadas com diferentes doses de *Ginkgo biloba* durante o segundo e terceiro trimestres, foi comparada com a largura da medula dos rins neonatais do grupo de controlo cujas mães receberam água em vez do medicamento. A largura média (±SEM) da medula dos rins de ratos albinos recém-nascidos do grupo A (1,80±0,007) não difere da largura média da espessura da medula renal neonatal do grupo de controlo (1,89±0,012mm), mas a largura média da medula renal neonatal do grupo B (2,50±0,011mm) e do grupo C (2,81±0,013) mostrou um aumento significativo do tamanho de forma dependente da dose. Os resultados são apresentados na Figura 4.4.2 e na Tabela 4.4.2

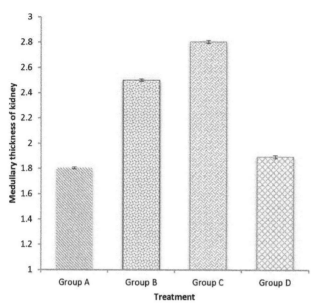

**Figura 4.4.2:** Média ±SE para a espessura medular do rim neonatal (mm) de mães rafter albinas tratadas com o extrato *de Ginkgo biloba* durante o $2^{nd}$ e $3^{rd}$ trimestre de gravidez em comparação com o controlo.

**Tabela 4.4.2:** Análise da tabela de variância para a espessura medular do rim neonatal (mm) de mães rafter albinas tratadas com o extrato *de Ginkgo biloba* durante o $2^{nd}$ e o $3^{rd}$ trimestre de gravidez em comparação com o controlo.

| Fonte de variação | Grau de liberdade | Soma de quadrados | Quadrados médios | Valor F |
|---|---|---|---|---|
| **Grupo** | 3 | 4.8805 | 1.6268 | 2012.59** |
| **Erro** | 24 | 0.0194 | 0.0008 | |
| **Total** | 27 | 4.8999 | | |

** = Altamente significativo (P<0,01)

Tabela de média ±SE para a espessura medular do rim neonatal (mm) de ratos albinos após o tratamento das mães com o extrato *de Ginkgo biloba* durante o $2^{nd}$ e o $3^{rd}$ trimestre de gravidez em comparação com o controlo.

| Grupo | Média ± SE |
|---|---|
| Grupo A | 1.80 ± 0.007 D |
| Grupo B | 2.50 ± 0.011 B |
| Grupo C | 2.81 ± 0.013 A |
| Grupo D | 1.89 ± 0.012 C |

ABCD : Os diferentes alfabetos de uma coluna diferem significativamente entre si a ($p \leq 0,01$)

### 4.4.3 Diâmetro dos glomérulos dos rins neonatais de ratos albinos

A largura dos glomérulos renais nos rins neonatais, das mães dos grupos A, B e C, tratadas com diferentes doses de *Ginkgo biloba* durante o segundo e terceiro trimestres, foi comparada com a do grupo de controlo, cujas mães receberam água em vez do medicamento. A largura média ±SE dos glomérulos dos rins de recém-nascidos de ratos albinos do grupo A (119,5µm) não difere da do grupo de controlo (120µm), mas o diâmetro médio dos glomérulos renais neonatais do grupo B (120µm) e do grupo C (121µm) mostrou um aumento de tamanho de forma dependente da dose. Os resultados são apresentados na Figura 4.4.3 e na Tabela 4.4.3

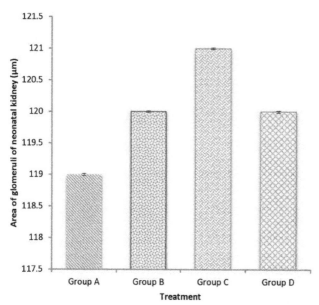

**Figura 4.4.3:** Média ±SE para a área dos glomérulos (gm) dos rins neonatais de ratos albinos após o tratamento das mães com o extrato *de Ginkgo biloba* durante o $2^{nd}$ e $3^{rd}$ trimestre de gravidez em comparação com o controlo.

**Tabela 4.4.3:** Análise da tabela de variância para a área dos glomérulos (µm) do rim neonatal de ratos albinos após o tratamento das mães com o extrato de *Ginkgo biloba* durante o $2^{nd}$ e o $3^{rd}$ trimestre de gravidez em comparação com o controlo.

| Fonte de variação | Grau de liberdade | Soma de quadrados | Quadrados médios | Valor F |
|---|---|---|---|---|
| Grupo | 3 | 0.92220 | 0.25408 | 186.37 |
| Erro | 24 | 0.05014 | 0.04123 | |
| Total | 27 | 0.93234 | | |

** = Altamente significativo (P<0,01)

Tabela da média ±SE para a área dos glomérulos (μm) do rim neonatal de ratos albinos após o tratamento das mães com o extrato *de Ginkgo biloba* durante o $2^{nd}$ e o $3^{rd}$ trimestre de gravidez, em comparação com o controlo.

| Grupo | Média ± SE |
| --- | --- |
| Grupo A | 119± 0.017 B |
| Grupo B | 120 ± 0.010 A |
| Grupo C | 121 ± 0.011 B |
| Grupo D | 120 ± 0.014 C |

ABCD : Os diferentes alfabetos de uma coluna diferem significativamente entre si a ($p \leq 0,01$)

### 4.4.4 Área da cápsula de Bowman dos rins neonatais

O diâmetro da cápsula de Bowman nos rins neonatais das mães dos grupos A, B e C tratadas com diferentes doses de *Ginkgo biloba* durante o segundo e terceiro trimestres foi comparado com o diâmetro da cápsula de Bowman dos rins neonatais do grupo de controlo cujas mães receberam água em vez do medicamento. A média ± ESE do diâmetro da cápsula de Bowman dos rins neonatais em ratos albinos do grupo A (10,8±0,004μm) não difere da do grupo de controlo (10,89±0,062μm), mas o grupo B (12,5±0,043μm) e o grupo C (14,81±0,021μm) mostraram um ligeiro aumento de tamanho de forma dependente da dose. Os resultados são apresentados na Figura 4.4.4 e na Tabela 4.4.4

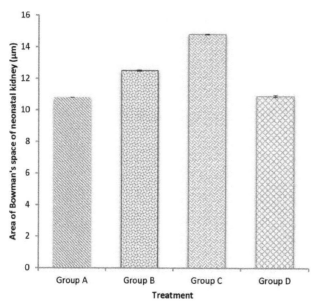

Figura 4.4.4: Média ±SE para a área do espaço de Bowman (gm) do rim neonatal de ratos albinos após o tratamento das mães com o extrato *de Ginkgo biloba* durante o $2^{nd}$ e o $3^{rd}$ trimestre de gravidez em comparação com o controlo.

Tabela 4.4.4: Análise da tabela de variância para a área do espaço de Bowman (µm) do rim neonatal de ratos albinos após o tratamento das mães com o extrato de *Ginkgo biloba* durante o $2^{nd}$ e o $3^{rd}$ trimestre de gravidez em comparação com o controlo.

| Fonte de variação | Grau de liberdade | Soma de quadrados | Quadrados médios | Valor F |
|---|---|---|---|---|
| Grupo | 3 | 3.3506 | 1.1168 | 202.59 |
| Erro | 24 | 0.1274 | 0.0062 | |
| Total | 27 | 3.4780 | | |

** = Altamente significativo (P<0,01)

Tabela de médias ±SE para a área do espaço de Bowman (μm) do rim neonatal de ratos albinos após o tratamento das mães com o extrato de *Ginkgo biloba* durante o $2^{nd}$ e o $3^{rd}$ trimestre de gravidez, em comparação com o controlo.

| Grupo | Média ± SE |
|---|---|
| Grupo A | 10.80 ± 0.004 D |
| Grupo B | 12.50 ± 0.043 B |
| Grupo C | 14.81 ± 0.021 A |
| Grupo D | 10.89 ± 0.062 C |

### 4.4.5 Diâmetro dos túbulos proximais dos rins neonatais de ratos albinos

O diâmetro dos túbulos proximais dos rins neonatais das mães dos grupos A, B e C, tratadas com diferentes doses de *Ginkgo biloba* durante o segundo e terceiro trimestres, foi comparado com o diâmetro dos túbulos proximais dos rins neonatais do grupo de controlo cujas mães receberam água em vez do medicamento. A média ± SE dos rins do diâmetro neonatal dos túbulos proximais de ratos albinos do grupo A (59,93±0,105μm) difere ligeiramente da do grupo de controlo (62,22±0,288μm), mas o diâmetro neonatal médio dos túbulos proximais do grupo B (59,71±0,184μm) e do grupo C (55,18±0,102μm) mostrou uma diminuição significativa do tamanho de forma dependente da dose. Os resultados são apresentados na Figura 4.4.5 e na Tabela 4.4.5

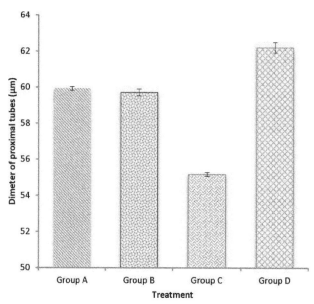

**Figura 4.4.5:** Média ±SE para o diâmetro dos túbulos contornados proximais (pm) do rim neonatal de ratos albinos após tratamento materno com o extrato *de Ginkgo biloba* durante o $2^{nd}$ e o $3^{rd}$ trimestre de gravidez, em comparação com o controlo.

**Tabela 4.4.5:** Análise da tabela de variância para o diâmetro dos túbulos proximais (μm) do rim neonatal de ratos albinos após o tratamento das mães com o extrato de *Ginkgo biloba* durante o $2^{nd}$ e o $3^{rd}$ trimestre de gravidez, em comparação com o controlo

| Fonte de variação | Graus de liberdade | Soma de quadrados | Quadrados médios | Valor F |
|---|---|---|---|---|
| Grupo | 3 | 182.311 | 60.770 | 251.36 |
| Erro | 24 | 5.802 | 0.242 | |
| Total | 27 | 188.114 | | |

** = Altamente significativo (P<0,01)

Tabela de médias ±SE para o diâmetro dos túbulos proximais (μm) do rim neonatal de ratos albinos após o tratamento das mães com o extrato *de Ginkgo biloba* durante o $2^{nd}$ e o $3^{rd}$ trimestre de gravidez, em comparação com o controlo.

| Grupo | Média ± SE |
|---|---|
| Grupo A | 59.93 ± 0.105 B |
| Grupo B | 59.71 ± 0.184 B |
| Grupo C | 55.18 ± 0.102 C |
| Grupo D | 62.22 ± 0.288 A |

ABCD : Os diferentes alfabetos de uma coluna diferem significativamente entre si a ($p \leq 0,01$)

### 4.4.6 Diâmetro dos túbulos contorcidos distais do rim neonatal de ratos albinos

O diâmetro dos túbulos distais dos rins neonatais das mães dos grupos A, B e C, tratadas com diferentes doses de *Ginkgo biloba* (A@ 3,5. B@ 7 e C @ 14 mg/kg/dia) durante o segundo e terceiro trimestres, foi comparado com o diâmetro dos túbulos distais dos rins neonatais do grupo de controlo cujas mães receberam água em vez de medicamentos. A média ± SE dos rins do diâmetro neonatal dos túbulos distais de ratos albinos do grupo A (30,11±0,074μm) não difere da do grupo de controlo (30,27±0,114μm), mas o diâmetro neonatal médio dos túbulos distais do grupo B (30,09±0,071μm) e do grupo C (27,47±0,183 μm) mostrou uma diminuição significativa do tamanho de forma dependente da dose. Os resultados são apresentados na Figura 4.4.6 e na Tabela 4.4.6

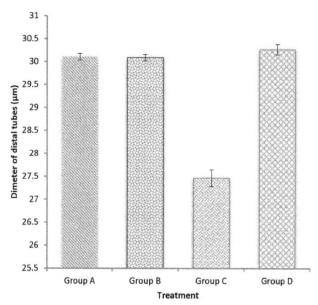

**Figura 4.4.6:** Média ±SE para o diâmetro dos túbulos convulsos distais (μm) do rim neonatal de ratos albinos após o tratamento das mães com o extrato *de Ginkgo biloba* durante o $2^{nd}$ e o $3^{rd}$ trimestre de gravidez em comparação com o controlo.

**Tabela 4.4.6:** Análise da tabela de variância para o diâmetro dos túbulos convulsos distais (μm) do rim neonatal de ratos albinos após o tratamento das mães com o extrato *de Ginkgo biloba* durante o $2^{nd}$ e o $3^{rd}$ trimestre de gravidez em comparação com o controlo.

| Fonte de variação | Grau de liberdade | Soma de quadrados | Quadrados médios | Valor F |
|---|---|---|---|---|
| Grupo | 3 | 38.128 | 12.709 | 127.45** |
| Erro | 24 | 2.393 | 0.100 | |
| Total | 27 | 40.521 | | |

** = Altamente significativo (P<0,01)

Tabela de médias ±SE para o diâmetro dos túbulos convulsos distais (μm) do rim neonatal de ratos albinos após o tratamento das mães com o extrato *de Ginkgo biloba* durante o $2^{nd}$ e o $3^{rd}$ trimestre de gravidez, em comparação com o controlo.

| Grupo | Média ± SE |
|---|---|
| Grupo A | 30.11 ± 0.074 A |
| Grupo B | 30.09 ± 0.071 A |
| Grupo C | 27.47 ± 0.183 B |
| Grupo D | 30.27 ± 0.114 A |

ABCD : Os diferentes alfabetos de uma coluna diferem significativamente entre si a (p<0,01)

**HISTOLOGIA:**

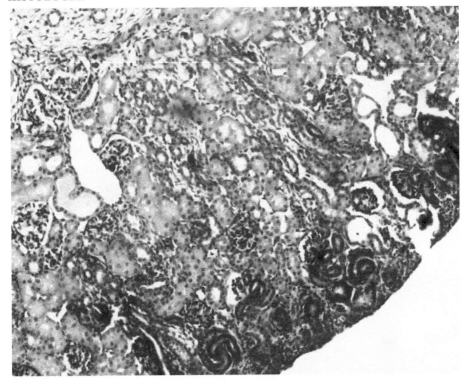

Placa 2: Fotomicrografia do rim neonatal do grupo de controlo D, mostrando o córtex, a medula, a cápsula de Bowman, os glomérulos, os túbulos contorcidos proximais e distais e os tecidos intersticiais. Hematoxilina e eosina (H & E) 200X.

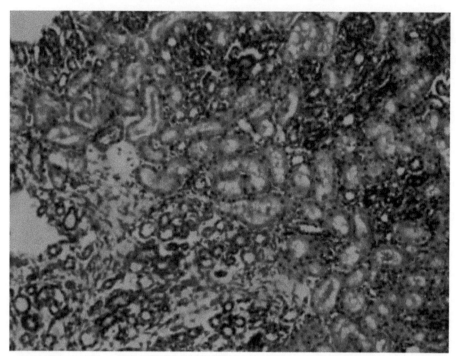

**Placa 3:** A imagem histológica do rim neonatal do Grupo D, cuja mãe serviu de grupo de controlo, mostra um espaço intersticial normal sem inflamação e hemorragia. Os glomérulos parecem ser normais e bem definidos. O epitélio tubular está bem definido, com uma altura normal das células, tanto nos túbulos proximais como nos túbulos coagulados distais. O epitélio tubular está intacto com epitélio normal.

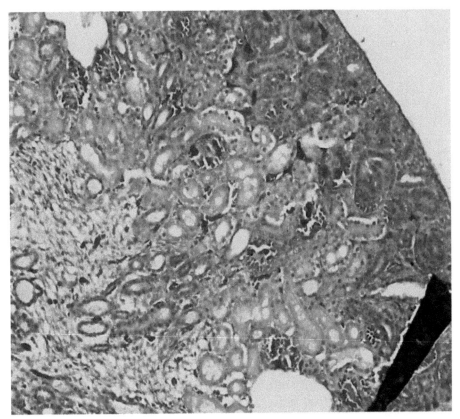

Placa 4: Fotomicrografia do rim neonatal do grupo A mostrando o córtex, a medula, a cápsula de Bowman, os glomérulos, os túbulos contorcidos proximais e distais e os tecidos intersticiais. Hematoxilina e eosina (H & E) 200X.

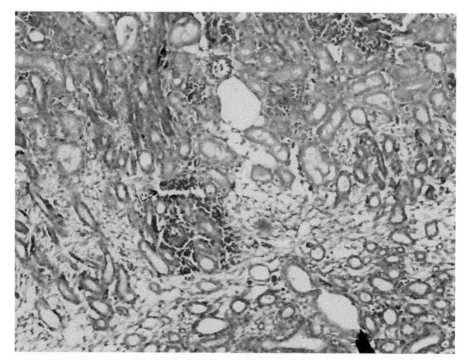

Placa 5: A imagem histológica do rim neonatal do Grupo A, cujas mães foram expostas a *Ginkgo biloba* a 3,5 mg/kg/dia, mostra um edema intersticial ligeiro a moderado com poucos focos de inflamação. Podem também ser observados alguns focos hemorrágicos. Os glomérulos estão bem definidos com espaço de Bowman normal. O epitélio tubular está intacto com epitélio normal. Também se pode observar uma ligeira congestão nos vasos sanguíneos da medula. Não se observam fibroses nem lesões tubulares. O córtex parece ser normal.

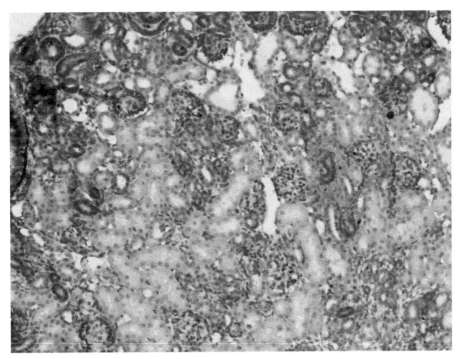

Placa 6: Fotomicrografia do rim neonatal do grupo B mostrando o córtex, a medula, a cápsula de Bowman, os glomérulos, os túbulos contorcidos proximais e distais e os tecidos intersticiais. Hematoxilina e eosina (H & E) 200X.

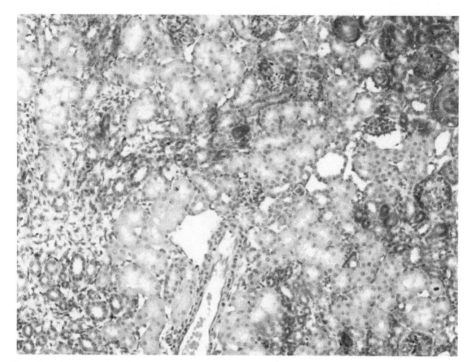

Placa 7: A imagem histológica do rim neonatal do Grupo B, cujas mães foram expostas a *Ginkgo biloba* a 7 mg/kg/dia, mostra um edema intersticial moderado com múltiplos focos de inflamação e hemorragia. Os glomérulos estão bem definidos com espaço de Bowman normal. O epitélio tubular tem um aspeto espumoso, mais proeminente nos túbulos cobertos distais. O epitélio tubular apresenta alterações degenerativas. Podem também ser observados focos de fibrose ligeira. O córtex parece ser normal.

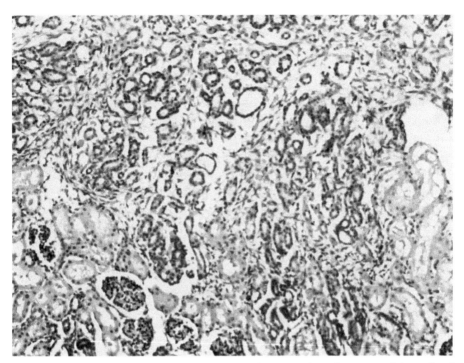

**Placa 8:** Fotomicrografia do rim neonatal do grupo C mostrando o córtex, a medula, a cápsula de Bowman, os glomérulos, os túbulos contorcidos proximais e distais e os tecidos intersticiais.

**Hematoxilina e eosina (H & E) 200X.**

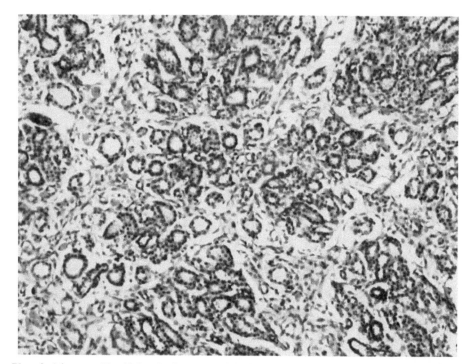

Placa 9: A imagem histológica do rim neonatal do Grupo C, cujas mães foram expostas a *Ginkgo biloba* a 14 mg/kg/dia, mostra um edema intersticial grave com múltiplos focos de inflamação e hemorragia. Os glomérulos parecem ser normais e bem definidos. O epitélio tubular é espumoso, mais proeminente nos túbulos cobertos distais. As células epiteliais tubulares apresentam alterações atróficas acentuadas com perda de núcleos e diminuição da altura das células epiteliais. O lúmen parece estar dilatado. Também se observam alterações fibróticas precoces nos túbulos proximais.

# CAPÍTULO 5

## DISCUSSÃO

Tem-se observado que as plantas herbáceas têm sido utilizadas tradicionalmente tanto como cosméticos neutracêuticos como orientais. Afirma-se que o *Ginkgo biloba* é um dos medicamentos mais vendidos na Europa e na América para estimular o cérebro (Stasi et al., 2002; Eisenberg et al., 1998; Bent., 1999; Tesch, 2003). A maior parte dos efeitos terapêuticos benéficos do *Ginkgo biloba* parece derivar da folha. A formulação mais comum é preparada através da concentração de 50 partes de folha bruta para preparar uma parte de extrato (Nakanishi et al., 2004). O EGb 761, um extrato normalizado das folhas, contém 5-7% de ginkgolídeos e bilobalídeos, coletivamente designados por trilactonas terpénicas, juntamente com 22-24% de flavonóides (Katzung, 2004), que se acredita serem responsáveis pelos efeitos benéficos *do Ginkgo biloba* para a saúde. Foram isolados e identificados mais de 40 componentes da árvore de *Ginkgo biloba*, incluindo a ginkgetina, a sciadopitysina e a bilogetina. A preparação de *Ginkgo biloba* mais utilizada é preparada concentrando 50 partes de folhas brutas para fazer uma parte de extrato (Katzung.,2004). Os terpenos melhoram a circulação enquanto os flavonóides são neuroprotectores (Smith *et al.*, 2004; Wollschlaeger *et al.*, 2003: Organização Mundial de Saúde (OMS) 1999). A toxicidade pode ser atribuída aos seus constituintes, que incluem ácidos ginkgólicos, bilobalídeos, biflavonas, cardóis, cardanóis e quercetina (Al-Yahya *et al.*, 2006). A sua semente e o revestimento externo apresentam actividades tóxicas devido à ginkgotoxina e aos ácidos ginkgólicos.

Existem provas muito fortes da utilização terapêutica do ginkgo para a claudicação intermitente (doença vascular periférica), demência (incluindo a doença de Alzheimer), insuficiência cerebrovascular e zumbido. Existem fortes evidências para a utilização na deficiência de memória associada à idade, melhoria da memória em indivíduos saudáveis, doença da altitude, vertigens e síndroma pré-menstrual (PMS). Por último, existem boas provas da sua utilização na degenerescência macular.

Durante a gravidez, a principal preocupação com a utilização da folha de ginkgo gira em torno da sua atividade antiplaquetária, documentada em estudos com animais. Embora baseado em provas in vitro, existe uma preocupação válida de que o uso de ginkgo possa prolongar a hemorragia durante o parto. Com base nesta constatação, seria prudente interromper o uso de ginkgo semanas antes do parto. Além disso, as pacientes e os médicos devem estar atentos ao facto de os fabricantes utilizarem Boas Práticas de Fabrico (BPF) ao escolherem produtos à base de ginkgo, uma vez que uma série de casos relatou a adulteração de ginkgo com colchicina. Durante o aleitamento, o ginkgo deve ser utilizado com precaução, uma vez que não existe documentação na literatura científica relacionada com a sua segurança durante o aleitamento. Relativamente às sementes de ginkgo, a evidência teórica sugere que as sementes de ginkgo cruas devem ser evitadas durante a gravidez e o aleitamento, enquanto as sementes de ginkgo torradas podem ser seguras se consumidas em quantidades alimentares. Embora o uso tradicional e comum não tenha indicado quaisquer riscos substanciais de tomar esta erva durante a gravidez e o aleitamento, é claramente necessária uma investigação mais rigorosa e bem controlada nesta área. Os médicos e os doentes devem também preocupar-se com o potencial de interações que podem ocorrer entre o ginkgo e numerosos medicamentos sujeitos a receita médica, em especial medicamentos anticoagulantes e antiplaquetários. Esta questão assume maior importância quando se considera a possibilidade de a sua exposição ou toxicidade poder conduzir a malformações em fetos e recém-nascidos.

O aumento da popularidade do *Ginkgo biloba* entre as mulheres deve-se aos seus efeitos agradáveis no síndroma pré-menstrual, nos sintomas pós-menopáusicos e noutros tipos de doenças relacionadas com o aparelho reprodutor feminino. Mas pode causar a degeneração dos oócitos e reduzir a viabilidade dos espermatozóides tanto em hamsters (Ondrizek et al., 1999a) como em humanos (Ondrizek et al., 1999b), inibindo o processo de fertilização. A sua segurança durante o período de lactação não foi estudada de forma aprofundada (Dugoua et al., 2006). No entanto, um estudo efectuado em ratos não demonstrou quaisquer efeitos tóxicos no comportamento das mães lactantes (Faria et al., 2006). Foi observado anteriormente que *o Ginkgo biloba,* em doses de 7 e 14mg/Kg/dia, pode reduzir o peso fetal à nascença quando os animais são tratados durante o período de fetogénese e organogénese da gestação. (Pinto et al., 2007). Este efeito pode ser devido aos seus efeitos estrogénicos (Oh e Chung, 2004), antiestrogénicos (Oh et al., 2006) e tóxicos para o embrião (Chan, 2005, 2006; Ondrizek et al., 1999a). Alguns estudos mostraram que os constituintes dos extractos *de Ginkgo biloba* causaram potenciais defeitos no ADN de ratos, provocando efeitos negativos na fertilização e implantação (Chan, 2005, 2006; Spinks e O'Neill, 1988. Outro estudo provou o seu potencial abortivo quando ratas grávidas foram tratadas durante o trânsito tubário e a fase de implantação.

Após a administração oral, *o Ginkgo* biloba é excretado pelos rins (21%) ou expirado pelos pulmões (16%). A absorção do *Ginkgo biloba* é de pelo menos 60 por cento (Moreau *et al.,* 1988). Após a absorção através da placenta (Schroder-van et al., 1998), entra no feto e, como grande parte da sua excreção é feita através dos rins, pode afetar a génese renal. Não existe literatura específica disponível a este respeito.

Tanto quanto sabemos, este é o primeiro relatório a avaliar os efeitos mais abrangentes do *Ginkgo* biloba no peso materno e nas investigações morfométricas e histométricas do desenvolvimento dos rins. Não existe literatura disponível sobre os efeitos do *Ginkgo biloba* no desenvolvimento dos rins do feto depois de as mães terem sido expostas ao *Ginkgo biloba* durante o período de organogénese.

Neste estudo, foram utilizadas ratas albinas grávidas como modelo para observar os efeitos do *Ginkgo biloba* nos parâmetros histomorfométricos dos rins neonatais. As ratas grávidas foram divididas aleatoriamente em quatro grupos: A, B, C e D. O período de gestação dos ratos é de 21 dias e, neste estudo experimental, foi dividido em três trimestres de 7 dias cada. Neste ensaio, as doses foram calculadas de acordo com a dose humana mais elevada: 240 mg/dia, para um ser humano de 70 kg, isto é, 3,5 mg/kg/dia. As doses utilizadas neste ensaio foram 3,5, 7 e 14 mg/kg/dia, que foram administradas em 1 ml de água durante o segundo e terceiro trimestres de gravidez (do dia $8^{th}$ ao dia $20^{th}$).

O ganho de peso materno médio ±SE global durante cada trimestre de gravidez foi anotado e comparado nos grupos tratados A, B, C com o controlo D (n=7). Durante o primeiro trimestre, a média global ±SE do aumento de peso foi de 13,3 ±5,1 no grupo A, 12,3 ±3,8 no grupo B e 11,7 ± 4,3 no grupo C, não apresentando qualquer variação significativa em comparação com o grupo D 12,8 ± 4,6. Tendência semelhante foi seguida durante os trimestres subsequentes, nos quais os grupos A, B e C foram tratados. O ganho de peso materno não foi significativamente diferente em todos os grupos tratados (11±0,01) em comparação com o grupo de controlo não tratado (11,04±0,04) no final do segundo trimestre, enquanto (16±0,05) no grupo tratado e 16±0,03 no grupo de controlo no final do terceiro trimestre. Achados semelhantes foram observados por Pinto et al., 2007 e Fernandes et al., 2010. Além disso, não foi observada diferença significativa na estimativa da ingestão de alimentos e água entre os grupos de controlo e tratado. Não foram observados sinais ou sintomas clínicos de toxicidade materna, como tremores, alterações locomotoras, piloerecção, agitação da cabeça, convulsão ou morte materna, em nenhum dos grupos tratados ou de controlo estudados. Após o parto, os recém-nascidos não apresentaram quaisquer malformações congénitas graves, durante a análise macroscópica. A média global ±SE do peso vivo à nascença dos recém-nascidos de ratos albinos do grupo A (4,57±0,045) não diferiu significativamente da do grupo de controlo (4,69±0,038), mas o grupo B (4,39±0,043) e o grupo C (4,2±0,047) mostraram uma redução significativa de forma dependente da dose. Do mesmo modo, a média global ±SE do comprimento do tronco da coroa dos recém-nascidos de ratos albinos do grupo A (6,5±0,028) difere ligeiramente da do grupo de controlo (6,78±0,008), mas o comprimento médio do tronco da coroa dos recém-nascidos do grupo B (6,48±0,057) e do grupo C (6,07±0.034) apresentaram uma redução significativa dependente da dose, ao passo que a média ±SE do perímetro cefálico dos recém-nascidos de ratos albinos do grupo A (3,2±0,011) não diferiu significativamente da do grupo de controlo (3,2±0,011), mas o grupo B (3,1±0,026) e o grupo C (2,9±0,025) apresentaram uma redução significativa dependente da dose. De forma semelhante, a circunferência abdominal média ±SE dos recém-nascidos de ratos albinos do grupo A (3,1±0,026) não diferiu da do grupo de controlo (3,1±0,026), mas os recém-nascidos do grupo B (3,4±0,013) e do grupo C (3,6±0,019) apresentaram um aumento significativo em comparação com o controlo, de forma dependente da dose. A partir de todos os resultados resumidos acima, pode assumir-se claramente que o feto sofreu um atraso no crescimento intrauterino depois de a mãe ter sido tratada com 7 e 14 mg/kg/dia durante os períodos organogénico e fetogénico da gravidez.

No que diz respeito aos rins neonatais, o peso médio ±SE dos rins neonatais dos ratos albinos do grupo A (20,8±0,018) não diferiu significativamente do peso dos rins neonatais do grupo de controlo (21,75±0,041), mas o grupo B (22,6±0,051) e o grupo C (23,3±0,052) apresentaram um aumento significativo. Da mesma forma, a média global ±SE para o comprimento dos rins neonatais de ratos albinos do grupo A (3,68±0,060) difere ligeiramente do comprimento dos rins neonatais do grupo de controlo (5,27±0,100), mas o grupo B (4,98±0,051) e o grupo C (6±0,027) apresentaram um aumento significativo do tamanho de forma dependente da dose. A média ±SE para a largura dos neonatos de ratos albinos do grupo A (2,95±0,037) não difere da do grupo de controlo (2,89±0,100), mas o grupo B (3,68±0,060) e o grupo C (3,70±0,060) apresentaram um aumento significativo do tamanho de forma dependente da dose. Isto indica que há um aumento do peso absoluto e do tamanho (comprimento, largura) dos rins neonatais quando as mães são expostas a doses crescentes de *Ginkgo biloba* durante a gravidez. A média ±SE para a espessura da cortical renal neonatal do grupo A (0,88±0,017mm) não difere da do grupo de controlo (0,80±0,014mm), mas o grupo B (1,21±0,010mm) e o grupo C (1,06±0,011) apresentaram um aumento significativo. Do mesmo modo, a média ±SE para a largura da espessura da medula renal neonatal do grupo A (1,80±0,007) não difere da do grupo de controlo (1,89±0,012mm), mas o grupo B (2,50±0,011mm) e o grupo C (2,81±0,013) apresentaram um aumento de tamanho de forma dependente da dose.

O diâmetro médio ±SE dos glomérulos renais dos neonatos do grupo A (119±0,017μm) e B (120±0,010pm) não difere do do grupo de controlo (120±0,014μm), mas o diâmetro glomerular renal neonatal do grupo C (121±0,011 μm) mostrou um ligeiro aumento de tamanho. Da mesma forma, a média ± ESE para o espaço capsular de Bowman do grupo A (10,8±0,004μm) não difere da do grupo de controlo (10,8±μm), mas o grupo B (12,5±0,043μm) e o grupo C 14,81±0,021 μm) apresentaram um aumento de tamanho de forma dependente da dose. A média (±SEM) dos rins do diâmetro neonatal dos túbulos proximais dos ratos albinos do grupo A (59,93±0,105μm) difere ligeiramente do grupo de controlo (62,22±0,288μm), mas o diâmetro neonatal médio dos túbulos proximais do grupo B (59,71±0,184μm) e do grupo C (55,18±0,102μm) apresentou uma diminuição significativa do tamanho de forma dependente da dose. A média (±SEM) dos rins do diâmetro neonatal dos túbulos distais dos ratos albinos do grupo A (30,11±0,074μm) não difere da largura média do diâmetro renal neonatal dos túbulos distais do grupo de controlo (30,27±0,114μm), mas o diâmetro neonatal médio dos túbulos distais do grupo B (30,09±0,071μm) e do grupo C (27,47±0,183 μm) apresentou uma diminuição significativa do tamanho de forma dependente da dose.

A imagem histológica do rim neonatal do Grupo D, cuja mãe serviu de grupo de controlo, (Placas 2 e 3) mostra um espaço intersticial normal, sem inflamação e hemorragia. Os glomérulos parecem ser normais e bem definidos. O epitélio tubular está bem definido, com uma altura normal das células, tanto nos túbulos convulsos proximais como nos distais. O epitélio tubular está intacto com epitélio normal. O quadro histológico do rim neonatal do Grupo A, cujas mães foram expostas a *Ginkgo biloba* a 3,5 mg/kg/dia, placas 4 e 5, mostra um edema intersticial ligeiro a moderado com poucos focos de inflamação. Podem também ser observados alguns focos hemorrágicos, mas os glomérulos estão bem definidos com espaço de Bowman normal. O epitélio tubular está intacto com epitélio normal. Também se pode observar uma ligeira congestão nos vasos sanguíneos da medula. Não se observam fibroses nem lesões tubulares. O córtex parece ser normal. Enquanto a imagem histológica do rim neonatal do Grupo B, cujas mães foram expostas a *Ginkgo biloba* @ 7 mg/kg/dia, Placa 6 e 7 mostra edema intersticial moderado com múltiplos focos de inflamação e hemorragias. Os glomérulos estão bem definidos com espaço de Bowman normal. O epitélio tubular tem um aspeto espumoso, mais proeminente nos túbulos convulsos distais. O epitélio tubular apresenta alterações degenerativas. Podem também ser observados focos de fibrose ligeira. O córtex parece ser normal, mas pode ser observado um ligeiro adelgaçamento. A imagem histológica do rim neonatal do Grupo C, cujas mães foram expostas a *Ginkgo biloba* @ 14 mg/kg/dia, Plat 8 e 9, mostra um edema intersticial grave com múltiplos focos de inflamação e hemorragia. Os glomérulos parecem estar mal definidos com tufos de capilares dispostos de forma irregular. O espaço de Bowman parece estar aumentado devido ao achatamento do epitélio de revestimento e ao edema à volta dos capilares. O epitélio tubular é espumoso, sendo mais proeminente nos túbulos coagulados distais. As células epiteliais tubulares apresentam alterações atróficas acentuadas com perda de núcleos e diminuição da altura das células epiteliais.

O lúmen parece estar dilatado. Também se observam alterações fibróticas precoces nos túbulos proximais. O córtex está preservado com uma ligeira redução da sua espessura. Todas estas alterações são sugestivas de alterações degenerativas precoces que podem ser devidas ao efeito direto do *Ginkgo biloba* ou dos seus metabolitos. Mas a adulteração feita com medicamentos à base de plantas, como a adição de colchicina, também pode ser responsável por estas alterações atróficas e degenerativas. Como as células renais são imaturas, a sua exposição a substâncias tóxicas pode levar à sua destruição. A cápsula de Bowman é preservada, uma vez que é resistente à toxicidade.

# CAPÍTULO 6

## RESUMO

O *Ginkgo biloba* (um produto à base de plantas), utilizado na culinária oriental e como medicamento folclórico no tratamento de várias doenças, especialmente a demência, foi avaliado quanto aos seus efeitos na toxicidade reprodutiva em fêmeas durante a gravidez e quanto ao seu efeito no crescimento fetal em termos de peso à nascença em ratos albinos. Foram também registados os parâmetros histomorfométricos dos rins neonatais para estudar os seus efeitos na génese renal quando os fetos são expostos a esta substância durante o período de organogénese. Um total de vinte e oito fêmeas adultas grávidas de ratos albinos foram divididas em quatro grupos A, B, C e D. Cada grupo tinha sete fêmeas grávidas. O *Ginkgo biloba* foi administrado por gavagem oral a uma taxa de 3,5, 7 e 14 mg/kg/dia numa dose única aos grupos A, B e C, respetivamente, enquanto o grupo D serviu de controlo e recebeu 1 ml de água em vez do medicamento. O medicamento foi administrado de $8^{th}$ a $20^{th}$ dias de gestação, para além do alimento e da água.

Os recém-nascidos foram recolhidos e pesados após o parto no dia $1^{st}$. A análise macroscópica não detectou quaisquer malformações congénitas graves. Os parâmetros morfológicos, como o perímetro cefálico, o comprimento da coroa da alcatra e o perímetro abdominal, foram medidos com uma fita métrica. Após a eutanásia, os recém-nascidos foram dissecados, os rins foram recolhidos e preservados em formaldeído neutro tamponado. Após a recolha das amostras, os parâmetros morfológicos (forma, tamanho e peso) foram medidos com paquímetros de Vernier, enquanto os parâmetros histométricos (diâmetro cortical e medular, cápsula de Bowman, glomérulos, túbulos contorcidos proximais e distais) dos rins neonatais foram registados com a ajuda do sistema de análise de imagens Image J® versão 1.47v. As caraterísticas histológicas dos rins foram observadas a X400 no microscópio ótico após coloração das lâminas com hematoxilina e eosina.

A análise estatística não mostrou diferenças significativas no ganho de peso médio em mães albinas grávidas, tratadas com extractos *de Ginkgo biloba* na concentração de 3,5, 7,14 mg/kg/dia durante os dois últimos trimestres de gravidez, em comparação com o controlo (p,0,05).

A análise estatística dos parâmetros morfológicos dos rins neonatais (peso e comprimento) foi significativamente ($p<0,05$) mais elevada no grupo tratado, especialmente no Grupo C tratado com 7mg/kg/dia, em comparação com o grupo de controlo, ao passo que a largura não foi significativa ($p>0,05$) no grupo tratado quando comparado com o controlo. A cor, a forma e a consistência eram normais no grupo tratado e no grupo de controlo de recém-nascidos albinos. Os parâmetros histológicos, nomeadamente, a espessura cortical e medular renal, o diâmetro dos túbulos contorcidos proximais e distais, o diâmetro da cápsula de Bowman e os glomérulos do grupo tratado, especialmente com 14 mg/kg/dia, foram significativamente diferentes ($p<0,05$) em comparação com o grupo de controlo.

É preocupante, com base nos dados obtidos no presente estudo, que a administração oral de *Ginkgo biloba* a 3,5, 7 e 14 mg/kg/dia durante o segundo e terceiro trimestres de gravidez tenha um efeito negativo na génese renal em termos de caraterísticas histomorfométricas dos rins. Além disso, avalia os efeitos sobre a toxicidade materna, mas não se registou qualquer alteração no ganho de peso materno nem se observaram sinais de toxicidade. Assim, a sua segurança para as mães durante a gravidez é comprovada, mas os seus efeitos deletérios sobre a génese renal são comprovados.

# REFERÊNCIAS

Al-Yahya A.A., A.A.Al-Majid, A.M.AlBekhairi,O.A.Alshabanah e S. Qureshi.2006.Estudos sobre a toxicidade reprodutiva, citológica e bioquímica do *Ginkgo Biloba* em ratos albinos suíços. J. Ethnopharmacol. 107:222-228.

Allais.G.,G.D'Andrea,M.Maggio e C.Benedetto.2013.A eficácia do ginkgolide B no tratamento agudo da aura da enxaqueca: um ensaio preliminar aberto.Neurol. Sci.34:161-163.

Ashton, A.k. e S.Gupta.2000. Disfunção sexual induzida por antidepressivos e *Ginkgo biloba.Am.* J.Pscychiatry.4: 22-31.

Bancroft, J.D., C.Layton e S.K.Suvarna. 2013. Teoria e prática de técnicas histológicas de Bancroft. Churchill Livingstone London. pp:303-330.

Barrett, S.C.H. 2002. A evolução da diversidade sexual das plantas". Nature Reviews Genetics. 3: 274284.

Bent. 1999. Comentário: Adulteração em produtos à base de plantas: perigosa e enganosa. West J. Med. 170: 259-260.

Billia ,A.R.2002.*Ginkgo biloba* L.6th Edition. Theime New York. Pp: 445-456.

Birks, J. e G. Evans. 2014. *Ginkgo biloba* para comprometimento cognitivo e demência. Centro Nacional de Saúde Complementar e Integrativa, Institutos Nacionais de Saúde dos EUA. A base de dados Cochrane de revisões sistemáticas 1: 3120-3129.

Brenner, E.D., M.S.Katari, D.W.Stevenson , S.A.Rudd , A.W.Douglas e W.N. Moss.2005. EST analysis in *Ginkgo biloba:* an assessment of conserved developmental regulators and gymnosperm specific genes. Genómica . 6: 143-152.

Bruce, J.D., S.C.Shiflett, N.Feiwel, R.J.Matheis, O.Noskin, J.A.Richards e N.E.Schoenberger. 2000. Extrato de *Ginkgo biloba*: Mecanismos e indicações clínicas. Arch.Phys. Med.rehabil. 5: 668-678.

Carlson,J.J., J.W.Farquhar,K.Berra .2007.Segurança e eficácia de um suplemento alimentar *contendo ginkgo biloba* na função cognitiva, qualidade de vida e função plaquetária em idosos saudáveis e cognitivamente intactos.J.AM.Diet.Assoc.8:22-28.

Cieza, A., P.Maier e E.Popple, .2003.Efeitos do *Ginkgo biloba* no funcionamento mental em voluntários saudáveis. Arch. Med. Res.34:373-381.

Chan, W. H. 2006. Ginkgolides B induz apoptose e lesões no desenvolvimento de células estaminais embrionárias e blastocistos de rato. Hum. Reprod. 21: 2985-2995.

Chan,W.H. e N.H.Shiao.2009.Efeitos prejudiciais do ginkgolide B na maturação de oócitos de ratinho, fertilização e desenvolvimento fetal *in vitro* e *in vivo*. Toxicol. Letters. 188:63-69.

Chahoud,I., A. Ligensa, L. Dietzel e A.S. Faqi.1999.Correlação entre toxicidade materna e efeitos no embrião/feto.Reprod.Toxicol.13: 375-381.

Cohen,A.J.e B. Bartlik. 1998. *Ginkgo biloba* para disfunção sexual induzida por antidepressivos. J Sex Marital Ther. 24: 139-143.

Cooper, C., R.Li, C. Lyketsos e G.Livingston. 2013. Tratamento para comprometimento cognitivo leve: revisão sistemática. Br. J. Psychiatry. 203: 255-264.

Dong,L.Y.,l. Fan, G.F.Li, Y.Guo, J.Pan e Z.W. Chen. 2004. Ação anti-envelhecimento das lactonas totais de ginkgo em ratos envelhecidos. Yao Xue Xue Bao.39: 176-179.

Dugoua, J.J, E.Mills, D.Perri, G.Koren. 2006. Segurança e eficácia do *Ginkgo biloba*, durante a gravidez e a lactação. Can J Clan Pharmacol. 13: 277-84.

Eisenberg, D.M, R.B. Davis, S.L.Ettner, S.Appel, S.Wilkey e M.V.Rompay.1998. Trends in alternative medicine use in United States, 1990-1997: results of a follow-up national survey. JAMA ; 280: 1569-1575.

Eli.R e J.A.Faciano. 2006. Um tratamento preventivo adjuvante para o cancro: A luz ultravioleta e o *ginkgo biloba*, juntamente com outros antioxidantes, são uma opção de tratamento segura e poderosa, mas largamente ignorada, para a prevenção do cancro. Med. Hypotheses. 66: 1152-1156.

ElMazoudy R.H. e A.A.Attia. 2012.Efficacy of *Ginkgo biloba* on Vaginal Estrous and Ovarian Histological Alterations for Evaluating Anti-Implantation and Abortifacient Potentials in Albino Female Mice. Desenvolver. Reprod.Toxicol. 95:444-459.

Ernst, E. 2002. Produtos medicinais à base de plantas durante a gravidez: são seguros? Int J Gynaecol Obstet. 109: 227-235.

Ernst, E., Clement, Y.N., I.Onakpoya e S.K.Hung,. 2011. Efeitos dos suplementos dietéticos e à base de plantas na cognição na menopausa: uma revisão sistemática. Marturitas; The European menopause Journal.68: 256-263.

Esposito.M., and M.Carotenuto.2011.Ginkgolide B complex efficacy for brief prophylaxis of migraine in school-aged children: an open-label study. Neurol. Sci. 32:79-81.

Faria.D.,L.V. Borges,V.M.Peters,J.E Reis,L.C.Ribeiro e O.Guerra.2008. Desenvolvimento pós-natal de filhotes de ratas lactantes tratadas com *Gingko biloba*. Pytother. Res.22: 185-189.

Fernando, M., A.L.Kindzelskii, B.N.Zerawych, M.B.Ksebati, H.R. Petty, L.M.Hryhorczuk e S.Mobashery.2001. Identificação de colchicina no sangue placentário de pacientes que utilizam medicamentos à base de plantas. Chem. Res. Toxicol. 14:1254-1258.

Fernandes,E.S., R.M.Pinto e M.O.Guerra.2010. Efeitos do extrato *de Ginkgo biloba* no desenvolvimento embriofetal em ratos Wistar. Reprod.Toxicol.73: 45-56.

Gardner, C.D., J.L.Zehnder, A.J. Rigby, J.R. Nicholus e J.W.Farquhar.2007. Efeito do *Ginkgo biloba* (EGb 761) e da aspirina na agregação plaquetária e na análise da função plaquetária em adultos mais velhos com risco de doença cardiovascular: um ensaio clínico aleatório. Blood Coagul Fibrinolysis.18: 787-793.

Hatano, K.I., T.Miyakawa, Y. Sawano, M.Tanokura.2011. Proteínas antifúngicas e de transferência de lípidos das sementes de Ginkgo *(Ginkgo biloba)*. Nozes e Sds na Saúde e Prevenção de Doenças.pp: 527-534.

Hilton, M.P., E.F.Zimmermann e W.T.Hunt, 2013.Ginkgo *biloba* para tinnitus. A base de dados Cochrane Sys. Rev. 3: 3852-3866.

Kobayashi, D., T. Yoshimura, A.Johno, M.Ishikawa, K. Sasaki e K. Wada.2015. Diminuição da concentração de piridoxal -5'- fosfato e aumento da concentração de piridoxal no plasma de ratos pela administração de 4'-O-metilpiridoxina. Nutr. Res. 35: 637-642.

Huang.W., O.Deng, B.Xie,J.Shi, F. Huang, B.Tian,O.Huang e S.Xue. 2012. Purificação e caraterização de uma proteína antioxidante de sementes *de Ginkgo biloba*. Moecules.17:14778-14794.

Iris, F.F. e S.W.Galor. 2011. Medicina Herbal, Aspectos Biomoleculares e Clínicos, Stress Oxidativo e Doença, 2ª edição. Boca Raton, CRC Press. ISBN-13: 978-981.

Johnson,S.k.,B.J.Diamond,S.Rausch,M.Kaufman S.C.Shiflett and L.Graves.2006.The effect of *Ginkgo biloba* on functional measures in multiple sclerosis: a pilot randomized controlled trial. Explore (NY).2:19-24.

Kang, B.J., M.D.Kim, S.J.Lee e M.J.Jo. 2002. ensaio controlado por placebo e em dupla ocultação de *Ginkgo biloba* para disfunção sexual induzida por antidepressivos. Eur. Neuropsychopharmacol.y3:177-180.

Katzung BG.2004. Farmacologia básica e clínica. 9th edition. Boston: Mc Graw Hill. :1080- 1081.

Kennedy,D.O.,A.B.Scholey and K.A.Wesnes.2003.Modulation of cognition and mood following administration of single doses of *Ginkgo biloba,* ginseng, and a ginkgo/ginseng combination to healthy young adults. Physiology and Behavior.75:739-751.

Koch.E.,M.Noldner e J.Lushner.2013.Toxicidade para a reprodução e o desenvolvimento do extrato especial *de Ginkgo biloba* EGb 761® em ratos.Phytomed.21:90-97.

Koch, E., 2005.Inibição da agregação de trombócitos humanos induzida pelo fator de ativação plaquetária (PAF) por ginkgolides: considerações sobre possíveis complicações hemorrágicas após a ingestão oral de extractos *de Ginkgo biloba*. Fitomedicina. 12:10-6.

Laws, K.R, H.Sweetnam e T.K. Kondel. 2012. *O Ginkgo biloba* é um potenciador cognitivo em indivíduos saudáveis? Uma meta-análise. Hum Psychopharmacol (Meta-análise). 27: 527-533.

Lepoittevin, J. P., C.Benezra e Y. Asakawa.1989. Dermatite de contacto alérgica ao *Ginkgo biloba* L.: relação com o urushiol. Arch. Dermatol. Res. 28: 227-230.

Li, H.T., J.H.Liu e Z.H.U. Qui. 2005. Observação clínica sobre o tratamento da insónia senil com terapia de aplicação no acuponto Shenque com preparação de folhas de gingkgo: um relatório de 25 casos. Journal of Chinese Integrative Medicine: 3: 124-135.

Li, W., F. Trovero, J.Cordier, Yan Wang, K. Drieu, V.Papadopoulos. 2003. A exposição pré-natal de ratos ao extrato de *Ginkgo biloba* (EGb 761) aumenta a sobrevivência/crescimento neuronal e altera a expressão genética no hipocampo fetal em desenvolvimento. Developmental Brain research. 2:169180.

Logani, S., M.C.Chen, T.Tran, T.Le.R. B.Raffa. 2000. Acções do *Ginkgo Biloba* relacionadas com a utilidade potencial para o tratamento de condições que envolvem hipoxia cerebral. Life Sci. 67:1389-96.

Mahadevan, S. e Y.Park. 2008. Multifaceted therapeutic benefits of *Ginkgo biloba* L.: chemistry, efficacy, safety, and uses. J. Food Sci. 73:14-19.

Mahadevan, S., Y.Park e Y. Park. 2008. Modulação do metabolismo do colesterol por nozes *de Ginkgo biloba* L. e seu extrato. Food Res. International. 41: 89-95.

Mancuso, C. R.Siciliano,E.Barone e P.Preziosi.2012. Substâncias naturais e doença de Alzheimer: dos estudos pré-clínicos à medicina baseada em evidências. Biochimica et Biophysica Ata 1822: 616-24

Mazanov,J., D.Mathew,C.Jamese F.L.Mai.2013.Utilização de substâncias para melhorar o desempenho académico entre estudantes universitários australianos. Melhoria do desempenho e saúde. 2:110-118.

Moreau, J.P., C.R.Eck, J. McCabe e S.Skinner.1988. Absorção, Distribuição e Excreção do Extrato de Folha de *Ginkgo biloba* no Rato. Rokan: 37-45

Oh,S.M. e K.H. Chung.2004. Actividades estrogénicas de extractos *de Ginkgo biloba*.Life Science.74:1325-1335.

Oh,S.M. e K.H.Chung. 2006.Actividades antiestrogénicas de extractos *de Ginkgo biloba*. J.Steroid

Biochem.Mol.biol.100:167-176.

Ozgoli.G., E.A.Selslei, F.Mojab e H.A.Majid. 2009.A randomized, placebo-controlled trial of Ginkgo biloba L. in treatment of premenstrual syndrome.J.Altern Complement Med.15:845-851.

Ondrizek,R.R.,J.C.Phillip,C.P.William and A.King.1999.An alternative medicine study of herbal effects on the penetration of zona-free hamster oocytes and the integrity of sperm deoxyribonucleic acid.F ertil.Steril .71.517-522.

Paulus,W.E., M. Zhang,E.Strehler, N.Reeka e K.Sterzik.2002. Aplicação de *Ginkgo biloba* na terapia de reprodução assistida.Fertil.Sterilty .78: pp.S124.

Petty, H.R., M.Fernando, M.B.Ksebati, S. Mobashery. 2001. Identificação de colchicina no sangue da placenta usando medicina herbal. Chem. Res. Toxicol. 14: 1254-1258.

Pinto, R.M., E.S.Fernandes, J.E. Reis, V.M.Peters e M.O.Guerra.2007. Retardo de crescimento intrauterino após administração pré-natal de *Ginkgo biloba* em ratos. Reprod. Toxicol. 23: 480485.

Plotnik e Arthur. 2000. O livro das árvores urbanas: An Uncommon Field Guide for City and Town (O livro das árvores urbanas: um guia de campo invulgar para a cidade). Nova Iorque: Three Rivers Press. p. 202-212.

Raven, P. H., F.Ray, Evert e E.E.Susan. 2005. Biology of Plants. 7ª edição. Nova Iorque: W. H. Freeman and Company. pp. 429-430.

Rudge, M.V.C, D.C.Damasceno, G.T.Volpato, F.C.G. Almeida e I.P.Lemonico. 2007. Efeitos do *Ginkgo biloba* sobre os resultados reprodutivos e biomarcadores de stress oxidativo. Em ratos diabéticos induzidos por estreptozocina.Brazilian Journal of Medical and Biological research 40:1095-1099.

Sarris.J., P.Alexander,S.Isaac, S.Con e S.Andrew.2011.Herbal medicine for depression, anxiety and insomnia: A review of psychopharmacology and clinical evidence. Eur. Neuropsychopharmacol.21:841-860.

Schotz e Karl. 2004. Quantificação de urushiols alergénicos em extractos de folhas *de Ginkgo biloba*, em extractos simples de uma etapa e em material manufaturado refinado (EGb 761). Phytochem.Anal.15:1 -8.

Schroder-van der Elst JP, Van Der Heide D, Rokos H, M. D. Escobar, G.Kohrle. 1998. Os flavonóides sintéticos atravessam a placenta no rato e encontram-se no cérebro fetal. Am J Physiol Endocrinol. Metab. 27: 253-256.

Seupaul, R.A, J.L. Welch, S.T.Malka e T.W.Emmett. 2012. Profilaxia farmacológica para a doença aguda da montanha: uma revisão sistemática de atalho. Ann. Emerg.Med. 59: 307-317.

Shah, Z.A., P.Sharma e S. B.Vohora. 2003. *O Ginkgo biloba* normaliza as alterações provocadas pelo stress nos níveis de serotonina , serotonina e corticostrona no plasma. EurNeuropsychopharmacol. 13(5):321-5.

Smith, J.V, e Y.Luo. 2004. Estudos sobre os mecanismos moleculares do extrato de *Ginkgo biloba*. Appl Microbiol Biotechnol. 64:465-72.

Stasi,D.,G.P. Oliveira, M.A. Carvalhaes, O.S. Tien, S.H. Kakinami e M.S. Reis. 2002. Plantas medicinais utilizadas popularmente na Mata Atlântica Tropical brasileira. Fitoterapia. 73: 69-91.

Tan, M.S., J.T.Yu,C.C,Tan, H.F. Wang, X.F. Meng, C.Wang, T. Jiang,X.C. Zhu e L. Tan, L. 2015. Eficácia e efeitos adversos do *Ginkgo biloba* para comprometimento cognitivo e demência: Uma Revisão Sistemática e Meta-Análise. J. Alzheimer's Dis. 43: 589- 603

Taylor, N.Thomas e L.Edith. 1993, The Biology of Evolution of Fossil Plants, Prentice Hall, New Jersey, pp. 636-643.

Tesch,B.J. 2003. Ervas comumente usadas por mulheres: uma revisão baseada em evidências. A J Obstet Gynaecol. 188:S44-55.

Usai.S.,L.Grazzi e G.Bussone. 2011. Gingkolide B como tratamento preventivo da enxaqueca em idade jovem: resultados em 1 ano de acompanhamento. Neurol. Sci. 32: 197-199.

Weber.w. and N.Sanford.2007Complementary and Alternative Medical Therapies for Attention-Deficit/Hyperactivity Disorder and Autism.Ped. Clin.North Americ. 54: 983-1006 .

Weinmann, S., S.Roll, C.Schwarzbach, C.Vauth e S.N.Willich. 2010. Effects of *Ginkgo biloba* in dementia: systematic review and meta-analysis".BMC Geriatr. 17: 10-14.

Wollschlaeger, M. Blumenthal e Brinkman. 2003. The ABC, clinical guide to herbs. Conselho Botânico Americano Austin, Texas. Thieme New York. pp: 185-200.

Organização Mundial de Saúde (OMS). 1999. Folium *Ginkgo*. Em WHO monographs on selected medicinal plants, vol. 1. Genebra: Organização Mundial de Saúde; 1999. p. 154-67.

Wu.Y.N.,C.H.Liao,K.C.Chen, S.P.Liu e H.S. Chiang. 2015. Efeito do Extrato *de Ginkgo biloba* (EGb-761) na Recuperação da Disfunção Erétil em Modelo de Rato com Lesão do Nervo Cavernoso Bilateral. Urology. 85:1214-1216.

Yallapragada, P.R., M. K. Velaga. 2015. Efeito do extrato *de Ginkgo biloba* no estresse oxidativo induzido por chumbo em diferentes regiões do cérebro de ratos. J. Environ. Pathol. Toxicol. Oncol. 34: 161-173.

Yeh,K.Y., F.P.Hsiao, K.Krishna,F.L.Shih,S.W.Leang,L.H.Jen e F.T.Yuan.2008. O extrato de *Ginkgo biloba* melhora o comportamento copulatório masculino e reduz os níveis séricos de prolactina em ratos.Hormonas e Comportamento.53:225-231.

Yeh,K.Y.,C.H.Wu,Y.F.Tsai.2011.*Ginkgo biloba* treatment increases copulation but not nNOS activity in the medial preoptic area in male rats. Neuroscience Letters.18:182-186.

Yi,N.W.,H.L.Chun,C.C.Kuo,P.L.Shih and S.C.Han.2015.Effect of *Ginkgo biloba* Extract (EGb-761) on Recovery of Erectile Dysfunction in Bilateral Cavernous Nerve Injury Rat Model.Urology.85:7-15.

Zehra. U., M.Tahir e K.P.Lone.2010.*Ginkgo biloba* induziu malformações em ratos. J. Coll. Physicians. Surg. Pak.20:117-121.

Zeng, X., M.Liu, Y.Yang, Y.Li e k. Asplund.2005. *Ginkgo biloba* para o AVC isquémico agudo. Base de dados Cochrane Syst. Rev.4: 3691-3698.

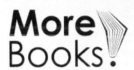
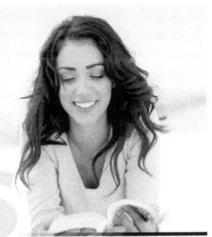

# I want morebooks!

Buy your books fast and straightforward online - at one of world's fastest growing online book stores! Environmentally sound due to Print-on-Demand technologies.

Buy your books online at
**www.morebooks.shop**

Compre os seus livros mais rápido e diretamente na internet, em uma das livrarias on-line com o maior crescimento no mundo! Produção que protege o meio ambiente através das tecnologias de impressão sob demanda.

Compre os seus livros on-line em
**www.morebooks.shop**

info@omniscriptum.com
www.omniscriptum.com

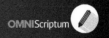

www.ingramcontent.com/pod-product-compliance
Ingram Content Group UK Ltd.
Pitfield, Milton Keynes, MK11 3LW, UK
UKHW041935131224
452403UK00001B/164